家庭应急术

# 偏方妙药速效通

臧俊岐 编著

黑龙江出版集团
黑龙江科学技术出版社

图书在版编目（CIP）数据

家庭应急术:偏方妙药速效通/臧俊岐编著.--哈尔滨:
黑龙江科学技术出版社,2016.8
　　ISBN 978-7-5388-8832-4

　　Ⅰ.①偏… Ⅱ.①臧… Ⅲ.①土方－汇编②验方－汇
编 Ⅳ.①R289.5

　　中国版本图书馆CIP数据核字(2016)第148279号

# 家庭应急术：偏方妙药速效通

JIATING YINGJISHU:PIANFANG MIAOYAO SUXIAO TONG

| | |
|---|---|
| 编　　著 | 臧俊岐 |
| 责任编辑 | 徐　洋 |
| 摄影摄像 | 深圳市金版文化发展股份有限公司 |
| 策划编辑 | 深圳市金版文化发展股份有限公司 |
| 封面设计 | 深圳市金版文化发展股份有限公司 |
| 出　　版 | 黑龙江科学技术出版社 |
| | 地址：哈尔滨市南岗区建设街41号 邮编：150001 |
| | 电话：(0451)53642106　传真：(0451)53642143 |
| | 网址：www.lkcbs.cn　　www.lkpub.cn |
| 发　　行 | 全国新华书店 |
| 印　　刷 | 深圳市雅佳图印刷有限公司 |
| 开　　本 | 723 mm×1020 mm　1/16 |
| 印　　张 | 10.5 |
| 字　　数 | 120千字 |
| 版　　次 | 2016年8月第1版　2016年8月第1次印刷 |
| 书　　号 | ISBN 978-7-5388-8832-4/R·2644 |
| 定　　价 | 29.80元 |

偏方巧治病，在民间可谓源远流长，享有盛誉。偏方，是指药味不多，对某些病症具有特殊疗效的方剂。在中医学漫长的发展岁月中，经历代医学家反复摸索，反复实践，积累了与疾病作斗争的丰富经验，创造了难以计数的有效偏方。这些偏方一直以来都深受人们的喜爱，民间自古就有"偏方治大病"的说法，直到今天，仍有很多饱受疾病困扰的患者在打听、寻找各种偏方。

偏方之所以受欢迎，原因主要有四点。一是偏方疗效显著。除了日常生活中的小毛病，对许多慢性病、疑难杂症及一些突发情况等也有很好的治疗效果。二是偏方取材方便、经济实用。偏方多采用一些常见的药材和姜、枣、鸡蛋等日常食物，材料易找，价格低廉。三是偏方操作简便。只需对药材或食物进行简单处理，如煎、煮、熬、泡、压等，将其做成药膳或外敷，即可见效。四是偏方不良反应小。偏方多取材于人们日常饮食，所用的药材也是来自于大自然的天然植物，且仅仅采用几味药材，甚至是单味药材治病，如板蓝根治感冒，治病方式较为温和，不良反应极小。

而现实生活中，生活节奏的加快使得人们的压力倍增，环境的污染使人们的呼吸都增加了风险，各种疲劳、疼痛、不适等亚健康状况和大大小小的疾病接踵而至。有的人对小病小痛不重视，最后拖成大病；有的人在求医治病的路上走了不少弯路，尝试各种药物和方法，花了一大笔钱，但是效果不理想，病情还加重。这就使得偏方更加成为人们寻医问药道路上一朵不可多得的奇葩。民间广为流传的老偏方不仅能弥补"是药三分毒"的缺点，还能将疾病扼杀在摇篮中，不仅治已病，还治未病。

因此，学会这些效果奇特的偏方，不仅能为自己治病祛痛，还能为家人保健养生。本书是一本家庭必备的偏方妙药，书中融常见病痛与偏方于一体，通过故事的形式讲述62种常见病痛和健康问题，既有人们经常遇到的皮肤烦恼、五官科问题、男科疾病、妇科疾病、儿科疾病，也有感冒、头痛、意外扭伤以及脱发白发等各种生活小问题，还介绍了病因、症状、中医诊断过程、偏方制作及功效、生活调养注意事项等多方面的内容，书中的偏方有食疗方、中药材和器材，还有中医理疗方，力求帮读者清楚认识疾病的形成过程，找到最佳的治疗方案。

需要注意的是，由于每个人的体质不同，在选择偏方治病或调理时，不能生搬硬套，要灵活掌握和应用。如果在使用偏方之后，病情未见好转，则要尽早去医院，以免延误病情。

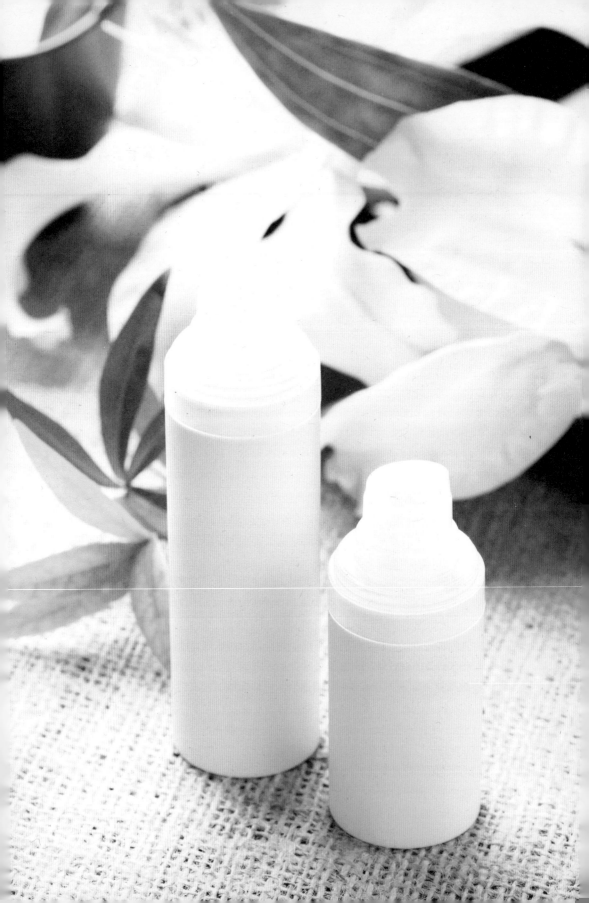

# CONTENTS 目录

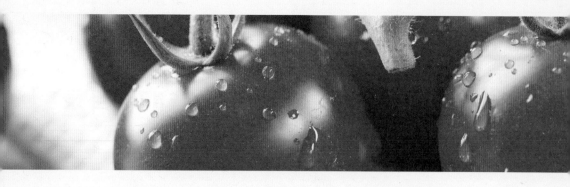

# CHAPTER 03 | 内科调理方，小病小痛一扫光

# CHAPTER 04 | 外科调理方，日常伤痛速见效

**CHAPTER 05**　　男科调养，还男人精气神

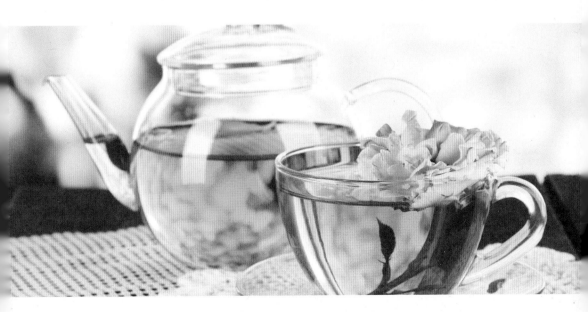

# CHAPTER 06 | 妇科调养，让女人更舒心

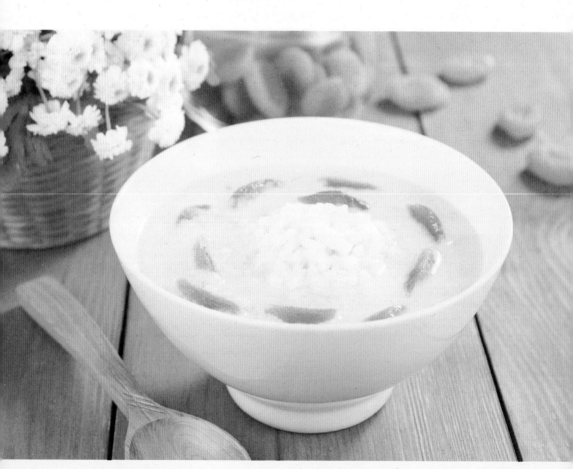

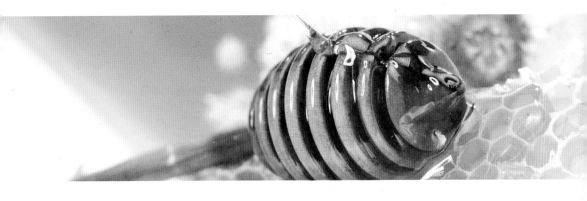

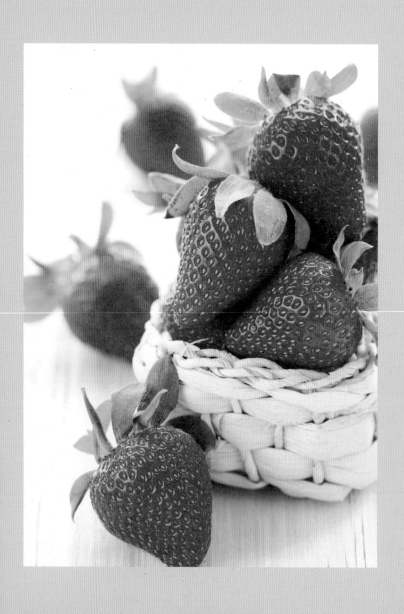

# CHAPTER 01

# 皮肤护理，
## 妈妈最爱的美容方

皮肤是最好的衣服，靓丽健康的肤色
能衬托出一个人的年轻健康和美好的气质。
每个人都想拥有漂亮的皮肤，
但由于日晒、饮食不当、熬夜、疏于护理、
年龄等问题，皮肤会出现各种不如意的情况。
本章选取了 7 种常见皮肤问题，用最快、最有效的偏方，帮助爱美
人士找到应对皮肤问题的最佳方法，重新焕发皮肤的白皙光彩。

# 皮肤干燥·芦荟蜂蜜面膜让你做回嫩美人

秋冬季节，空气干燥，人的皮肤也最容易缺水。每年入秋后，小文总会出现皮肤干燥的问题，脸部皮肤变得紧巴巴的，还容易脱皮。为此，她想了很多法子。往脸上喷水，可没过多久又干燥了。以为多喝水可以改善皮肤干燥，可就算喝再多的水，也不见效。尝试了各类保湿面膜，也不太管用。

我问她用的哪款面膜，她说具体记不清楚了，用了很多种，每天晚上都用，可效果不是很理想。我告诉她，多次使用各种保湿面膜是不科学的，因为皮肤的吸收能力有限，并不是你给多少营养皮肤就吸收多少，所以也就无法起到保湿的效果。

不过，不是所有面膜都不管用，有一种面膜，保湿效果不错，而且材料均来自大自然，这种面膜就是芦荟蜂蜜面膜。没过多久，小文的皮肤变得白皙了许多，我便提醒她继续坚持敷面膜，并做好脸部的日常护理工作。

## / 最灵偏方 /

### 芦荟蜂蜜面膜

准备芦荟 50 克，黄瓜 100 克，鸡蛋 1 个，燕麦粉、蜂蜜各适量。将芦荟、黄瓜分别捣碎取汁。将鸡蛋打入碗内，放入芦荟汁、黄瓜汁、蜂蜜、燕麦粉，搅匀敷面。

◎适用于面部皮肤干燥粗糙、水分不足者。

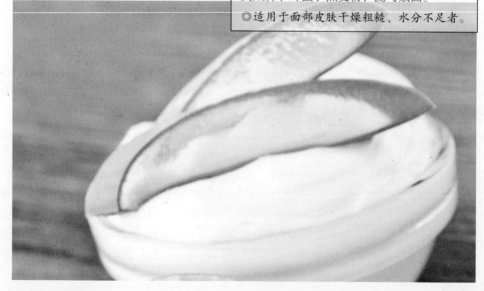

# /更多偏方连连看/

## ① 丝瓜鸡丝汤

丝瓜 150 克，鸡胸肉 200 克，姜片 5 克，盐 6 克，味精 5 克，食用油、生粉各适量。将丝瓜洗净去皮切块，鸡胸肉切丝，加生粉腌渍。锅中水烧开，加丝瓜块、鸡丝、姜片煮汤，加食用油、盐、味精调味。

◎此汤能防止皮肤老化、消除斑块，使皮肤水嫩。

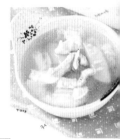

1

## ② 苹果银耳猪腱汤

苹果 1 个，银耳 15 克，猪腱 250 克，鸡爪 2 个，盐适量。将苹果、猪腱肉均洗净切块，将上述食材加入适量清水煮汤，加盐调味。

◎此汤能滋阴润肤。

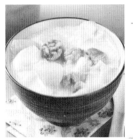

2

## ③ 海带排骨汤

排骨 260 克，水发海带 100 克，姜片少许，盐适量。将排骨入沸水中氽一下捞起，将排骨、泡好的海带、姜片、适量清水放入锅中，用大火烧开后转小火续炖 40 分钟，加盐调味即可。

◎此汤有补肝益血的功效，可以有效改善皮肤干燥。

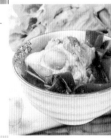

3

## ④ 南北杏苹果煲瘦肉汤

瘦肉 500 克，苹果 100 克，南北杏 15 克，大枣 5 颗，姜片少许，盐适量。将瘦肉氽水捞出，然后将全部材料放入锅内，加适量清水，煮开后转小火煲 2 小时，下盐调味即可食用。

◎此汤生津止渴，适宜夏秋交际皮肤干燥时食用。

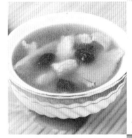

4

## ⑤ 白果腐竹粥

白果 12 克，腐竹 50 克，粳米 100 克。将白果去壳去皮后与腐竹、粳米同煮成粥即可。

◎此粥滋润去燥，有利于秋季补水，缓解皮肤干燥。

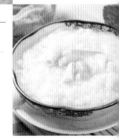

5

# 痤疮·枇杷饮清热泻火解烦恼

　　小向读初三了，从上学期开始，他的脸上冒出了许多青春痘，刚开始只是零星的几个，慢慢地越长越多，用手挤还能挤出白色的粉状物，挤完痘痘不见小，还越发红肿了。

　　我见小向脸上的痘痘形状如粟米、面部潮红、口干渴、唇红、舌红苔微黄、脉弦数有力，属于肺有宿热不得外泄引起，应清泄肺热。于是就给他开了一个枇杷饮的方子，其中枇杷叶清肺止咳、降逆止呕，黄连、黄芩、甘草清热解毒，坚持服用可消除脸上的痘痘。

　　小向回去后坚持服用枇杷饮，半个月后，脸上的痘痘就消掉了不少。我还告诉他，平时要防止过多的日晒，严禁用手挤压痘痘，否则可能会留下令人遗憾的永久痘印。少吃高脂肪、高糖、辛辣、油煎的食品，不喝白酒，少喝咖啡等刺激性饮料，多吃蔬菜水果，如白菜、豆类、草莓、苹果。多喝开水，防止便秘，保持大便通畅，大便干燥可促发和加重痘痘的发生。最重要的是，青春痘过了这个时期可能自行消退，保持轻松乐观的心情即可。

## /最灵偏方/

### 枇杷饮

准备枇杷叶、桑白皮、黄芩各9克，黄连、甘草各6克。将上述药材水煎，煎2次，合并药液，分2~3次，饭后半小时温热服用，每天1剂，可代茶饮。

◎此方清热解毒、肃降肺气，可以消除痘痘。

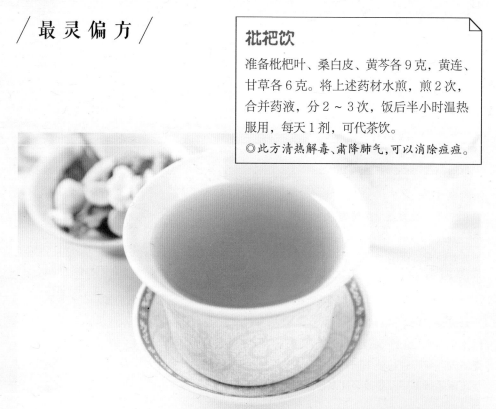

# / 更 多 偏 方 连 连 看 /

## ① 苦瓜炖豆腐

苦瓜 250 克，豆腐 200 克，葱花少许，食用油、盐、酱油、香油各适量。将洗净的苦瓜切片，豆腐切块。用油起锅，放入苦瓜、豆腐翻炒，注入适量清水炖，加盐、酱油、香油调味，撒上葱花即可食用。

◎此方可清凉解毒，对祛痘有效。

## ② 桃仁山楂饮

桃仁、山楂各 9 克。将桃仁捣成泥，与山楂一起用水煎，过滤取汁，频频饮服。

◎此方消食、化滞、通便，适用于痤疮颜面皮肤油腻，伴大便秘结者。

## ③ 金银花绿茶饮

金银花 6 克，绿茶 5 克。将两味材料用沸水冲泡，代茶饮。

◎可清热、消炎，适用于痤疮皮损，发红伴疼痛。

## ④ 柴胡粥

柴胡、丹皮各 15 克，粳米适量。将两味药材用水煎，过滤取汁，然后加入粳米煮成粥。每日 1 剂，分早、晚两次食用，连食 1 个月。

◎可疏肝、活血，适用于女性痤疮伴有痛经或月经不调者。

## ⑤ 鱼腥草山楂汤

鱼腥草、山楂各 15 克，地骨皮、枇杷叶各 9 克。鱼腥草洗净沥干水，与山楂、地骨皮、枇杷叶共入锅，加适量清水，用中火煎 20 分钟，弃渣饮汁，每日 2 次，连服数日。

◎可清热解毒，对丘疹、脓疱、小便黄短者有效。

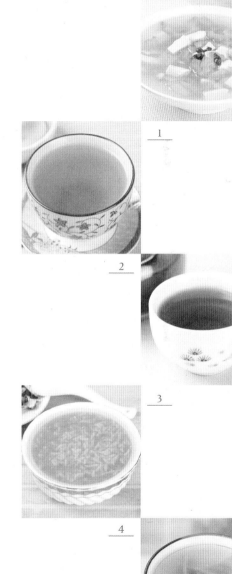

1

2

3

4

5

# 黄褐斑 · 黑芝麻核桃糊让你告别黄脸婆

　　小雁不久前生下一个可爱的宝宝，可刚从喜悦中回过神来，却发现脸色发黄发黑，特别是双颊出现黄色斑片，边缘清晰。每次洗脸时她都用力搓揉，可印记不仅没变淡，颜色还越来越深。小雁真是欲哭无泪，难道一生完孩子就变成了黄脸婆吗？

　　我告诉小雁，这种黄褐色斑块为黄褐斑，主要是由于肝、脾、肾三脏功能失调引起。肝郁气滞血瘀，或肾虚精血不足，或脾虚痰湿凝聚致气血失和、颜面失荣都会造成黄褐斑。

　　中医治疗黄褐斑，主要通过调理脏腑、平衡阴阳、疏肝气、排毒素、养容颜等方式，注重饮食调理，从根本上调养皮肤功能，效果好，而且基本无不良反应。这方面，黑芝麻核桃糊是很灵验的一个偏方，对淡化皮肤黄褐斑可收到良好的效果。

　　服用几周后，小雁惊喜地发现，脸上的黄褐斑明显淡了不少，面色也变得红润了很多，现在她对自己越来越有信心了。

## / 最 灵 偏 方 /

### 黑芝麻核桃糊

准备核桃仁30克，牛奶、豆浆各100毫升，黑芝麻20克，白糖适量。将核桃仁、黑芝麻磨碎，加入牛奶、豆浆调匀，入锅中煮沸，加白糖调味，早晚各吃1小碗。

◎此方可润肤养颜，对淡化黄褐斑有疗效。

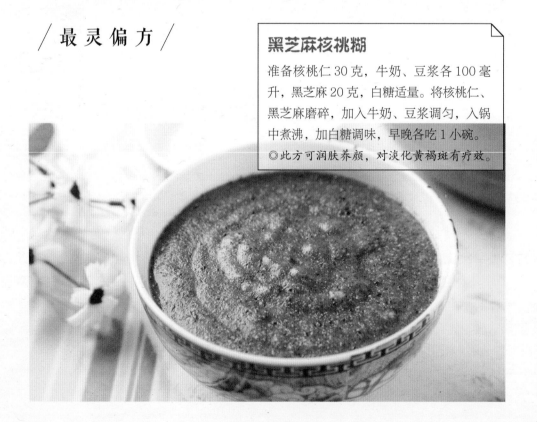

# 更多偏方连连看

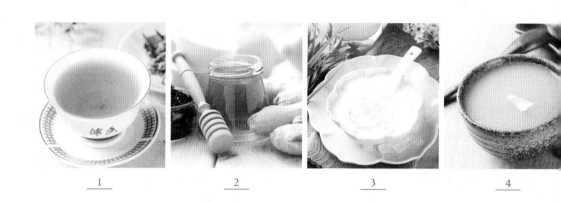

1    2    3    4

## ① 丝瓜络汤

丝瓜络、僵蚕、茯苓、白菊花各 10 克，珍珠母 20 克，玫瑰花 3 朵，大枣 10 颗。将以上材料加水煎煮浓汁 2 次，混合，分 2 次饭后服用，连服 10 天。

◎此方可清热消炎，对祛除黄褐斑有效。

## ② 蜂蜜涂抹法

将蜂蜜搅匀，涂于斑点处，敷片刻后洗去。

◎蜂蜜含有蛋白质、多种矿物质、有机酸、多种酶、多种维生素等，可除皱、淡化色素，对祛除黄褐斑有一定的作用。

## ③ 杏仁蛋清

杏仁、蛋清各适量。将杏仁浸泡后去皮，捣烂如泥，加入蛋清调匀。每晚睡前涂抹于斑点处，到第二天早晨洗去。

◎此方可治面部斑点及面暗无光泽。

## ④ 绿豆百合美白汤

绿豆 100 克，赤小豆 80 克，百合 20 克，盐或糖适量。将绿豆、赤小豆、百合洗净，用适量清水浸泡半小时，用大火煮滚后，改用小火煮到豆熟，滤取汁液，依个人喜好，加盐或糖调味皆可，可长期坚持饮用。

◎绿豆与百合所含的维生素能使黑色素还原，具有漂白的作用。

# 湿疹·薏米粳米粥疗效佳

　　小林是在读大学生，趁着放暑假和同学去海边游玩，也没做什么防晒措施。回来后，小林脸上长了许多水泡状的小疙瘩，还有点痒痒的，忍不住把水泡抓破了，还渗出了水。买了药膏涂上，不但不管用，反倒加重了病情，小疙瘩也越来越多。

　　检查发现，小林舌质淡、舌苔白、脉象缓，属于脾湿型湿疹，多因海边气候湿热和日光照射导致脾运失健，湿从内生，浸淫成疮所致。

　　我给小林推荐了一道健脾除湿的偏方：薏米粳米粥。服用此方几天后，小林脸上的湿疹有了明显好转。继续服用几个星期，湿疹就完全消失了。

　　湿疹一旦发生，患者要尽量避免刺激因素，如热水烫洗、过度搔抓等。少接触化学成分用品，如肥皂、洗衣粉、洗洁精等。衣着宜宽松，饮食上避免可能致敏和刺激性的食物，如辣椒、浓茶、咖啡、酒类等。

## / 最灵偏方 /

### 薏米粳米粥

准备薏米、粳米各30克，冰糖2克。将薏米、粳米加入适量清水煮成粥，再放入冰糖，佐餐食用，7天为1个疗程。

◎薏米健脾渗湿、除痹止泻，粳米可补中益气，二者煮粥可有效消除脾湿型湿疹。

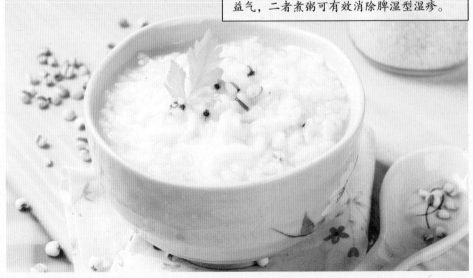

# / 更多偏方连连看 /

## ① 蔬菜汤

新鲜白菜、包菜、胡萝卜各100克，葱花适量，蜂蜜、盐各少许。将上述菜洗净切碎，按两碗菜1碗水的比例，先将水煮开后再加菜，煮5分钟，撒上葱花即可，饮汤时加入蜂蜜、盐。

◎此汤祛湿、止痒，对湿疹有一定的食疗功效。

## ② 百合绿豆汤

绿豆、百合各30克，薏米、芡实、山药各15克，冰糖适量。将以上材料加适量水，煮烂熟后加冰糖即可，每日分2次服，连服数次。

◎此汤清热解毒、健脾除湿，对脾虚湿盛型湿疹有一定的食疗效果。

## ③ 萝卜藕汁饮

鲜藕100克，白萝卜100克，蜂蜜30毫升。将藕和白萝卜洗净切碎，放入榨汁机中榨汁，过滤后在汁中调入蜂蜜即可饮用，每日2次，随饮随榨。

◎此汁凉血止血、润肠养肺，对湿疹有一定的疗效。

## ④ 荷叶粥

粳米30克，鲜荷叶1张，白糖适量。取粳米煮粥，待粥煮熟时，取鲜荷叶洗净，覆盖粥上，再稍煮片刻，揭去荷叶，粥成淡绿色，调匀，食用时加入白糖。

◎此粥对湿疹有一定的食疗功效。

## ⑤ 紫甘蔗皮

紫甘蔗皮、香油各适量。紫甘蔗皮烧存性，研成细末，加香油调匀，涂患处。

◎本品清热、解毒、止痒，可治皮肤瘙痒湿烂。

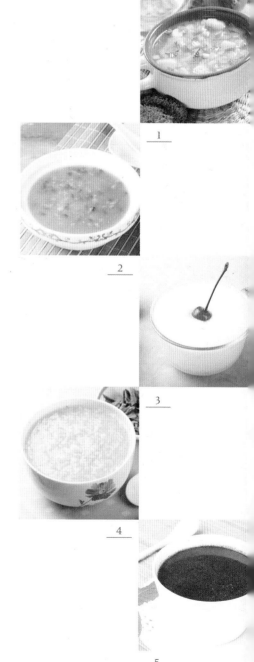

1

2

3

4

5

# 黑头·酸奶蜂蜜面膜护肤收毛孔

　　王云皮肤白皙，五官精致，唯一的缺点是鼻子上有星星点点的黑头，看起来脏脏的。她有时忍不住用手挤，只挤出几个小黑点，挤得鼻子又红又痛。后来，用洗面奶洗，用除黑头贴，弄得周围的毛孔变大了很多，但黑头还是顽固地长在那儿。

　　黑头是皮肤中的油脂没有及时排出，阻塞毛孔而形成的。鼻子是最爱出油的部位，如果不及时清理，油脂沉淀就形成了小黑点。很多人照镜子时，看到鼻子上突兀的黑头，就会忍不住用手去挤，其实这样会伤害皮肤甚至留下印迹。还有一些人用刷子刷、用鼻贴撕，做法也是错误的。想要彻底清除黑头，第一步就是要做好脸部清洁工作。

　　我让王云仔细清洗脸部：用毛巾浸过热水后轻轻敷在脸上，再涂抹洁面乳，双手在脸上轻轻向上打圈。在黑头最严重的地方，双手用力地搓揉几圈。用温水洗净后，用冷水拍打几下，再用温水轻拂，再用冷水拍打，冷热交替地洗脸。待彻底清洁脸部后，接下来贴上酸奶蜂蜜面膜，这种面膜不仅能去黑头，还有美白作用，可坚持长期使用。

　　想要清除黑头而不想毛孔变大，第一步最好先蒸一蒸脸部，令毛孔自然张开，除了有助于排出毒素外，也有助于彻底清洁皮肤。清洗脸部后，最好用冰冻蒸馏水或爽肤水敷于鼻子和周围部位，可以收缩毛孔。最后敷上面膜，能有效去除黑头，还能滋润皮肤。

## / 最灵偏方 /

### 酸奶蜂蜜面膜

准备酸奶100毫升，蜂蜜30毫升。将酸奶与蜂蜜按照3：1的比例混合搅拌均匀，敷于面部，15分钟后清洗干净。

◎蜂蜜不仅能收敛毛孔，还能令肌肤嫩滑。酸奶含微量元素锌及维生素A、维生素E等，可以增加肌肤的弹性，同时还可以美白肌肤。这种面膜可去黑头、收毛孔、美白皮肤。

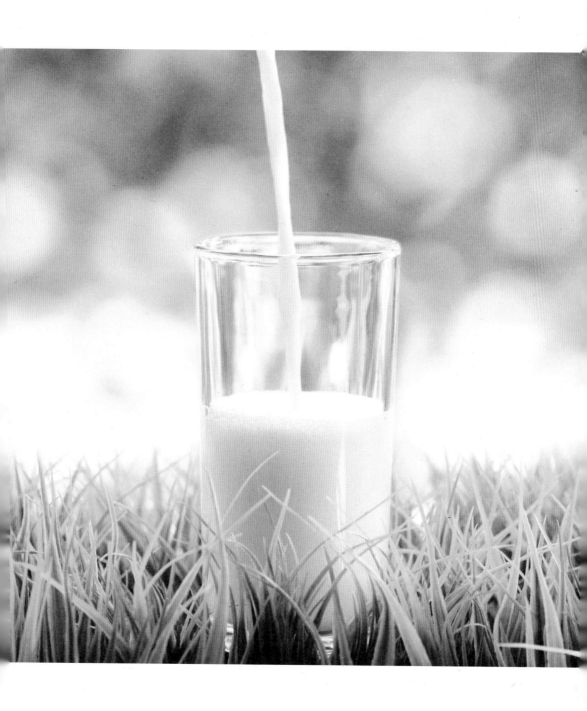

# /更多偏方连连看/

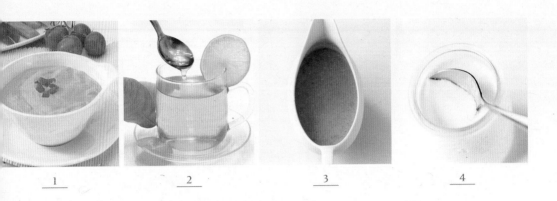

1    2    3    4

### ① 番茄柠檬方

番茄50克,柠檬1个,面粉适量。将番茄洗净去皮、切块,将柠檬去皮、去籽,切块。取榨汁机,放入番茄块、柠檬块,搅打成果泥,加适量面粉做成面膜,洁面后涂于面部。

◎此方不仅能去黑头,还能深层清洁肌肤、美白、去除多余角质。

### ② 蛋清疗法

将鸡蛋取蛋清,用化妆棉或专用面膜纸浸入备好的蛋清中,用于敷脸,敷30分钟。

◎此方可收缩毛孔、去黑头。

### ③ 红糖蜂蜜

红糖、蜂蜜各适量。将红糖和蜂蜜调匀,清洁脸部后,将调好的蜂蜜红糖均匀涂抹在面部,然后洗去。

◎红糖拥有较强的颗粒性,揉搓时感觉就像磨砂一样,去黑头效果比较理想。

### ④ 珍珠膏

取适量珍珠粉放入小碟中,加入适量清水,将珍珠粉调成膏。取适量珍珠膏均匀地涂抹在脸上,用面部按摩的手法在脸上按摩,直到脸上的珍珠膏变干,再用清水将脸洗净即可,每周使用2次。

◎此方能很好地去除皮肤老化的角质和黑头,起到美容的效果。

## 中医疗法小窍门

## 按摩特效穴 | 迎香、曲池、下关

迎香穴有祛风通窍的作用，可治疗面痒水肿、面神经麻痹等症。曲池穴有清邪热、调气血的作用，对头面五官疾患有疗效。下关穴可消肿止痛、通窍利关。按摩以上穴位，对消除黑头有一定的作用。

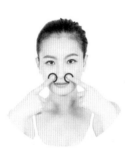

### 迎香穴

➡ 定位

位于面部，鼻翼外缘中点旁，鼻唇沟中。

➡ 按摩方法

用拇指指腹按压迎香穴 1～2 分钟，以局部有温热感为宜。

### 曲池穴

➡ 定位

位于肘横纹外侧端，屈肘，当尺泽与肱骨外上髁连线中点。

➡ 按摩方法

用手指指腹按压曲池穴 1～2 分钟，然后拍打曲池穴 30 次，以局部潮红为度。

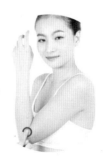

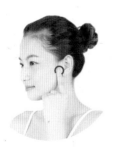

### 下关穴

➡ 定位

位于面部耳前方，当颧弓与下颌切迹所形成的凹陷中。

➡ 按摩方法

用指腹按压下关穴 1～2 分钟，以局部有温热感为宜。

# 荨麻疹 · 山楂荷叶饮清热毒调身体

　　这几天天气恶劣，风刮得一阵猛似一阵，思思来到我这里的时候，包裹得特别严实，等她一摘下帽子的时候，我就看见她脸上的红疙瘩了。思思说，就是因为吹了冷风，她的脸面、四肢等地方长了好多红色肿块，而且很痒，越抓越痒，不知是得了什么皮肤病。

　　我仔细看了看，发现她舌淡红、苔薄白、脉浮紧，断定她所患的是寒冷性荨麻疹。荨麻疹又称"风疙瘩""风疹块"，突出症状是先出现皮肤瘙痒，随即出现大小不等的风团，呈鲜红色或苍白色。

　　我告诉思思，她的病情不算严重，我让她回去试试山楂荷叶饮，服用 3～4 周即可见效。

　　在寒冷的季节一定要做好防寒保暖的工作，出门时尽量戴帽子、披围巾。此外，粉尘、花粉、毛绒等刺激性物质也可引起荨麻疹，外出旅游时记得戴上一个口罩。多喝水、多吃蔬菜和水果、养成每天排便的习惯，可降低荨麻疹的发病概率。

## / 最 灵 偏 方 /

### 山楂荷叶饮

准备山楂 80 克，干荷叶 20 克，甘草 5 克。将药材洗净，加水用大火煮开后再改小火煮 20 分钟左右。按照上述方法将药液煎两次，将两次药液混合，于饭后半小时服用。

◎此方可消炎散瘀、明显改善荨麻疹症状。

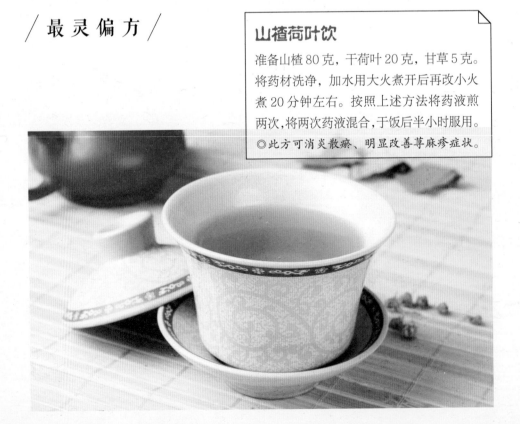

# / 更多偏方连连看 /

### ① 芋头炖猪排

芋头 30 ~ 60 克，猪排骨 100 克，盐适量。将芋头洗净，切块，排骨入开水中汆去杂质。将排骨、芋头块加水同炖熟，加盐调味，即可食用。

◎可除热散风，对荨麻疹有一定的食疗功效。

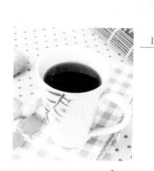

### ② 醋糖姜汤

醋半碗，红糖 100 克，姜 50 克。将醋、红糖与切成细丝的姜同放入砂锅内煮沸 2 次，去渣取汁。每次服 1 小杯，加温水服，每日 2 ~ 3 次。

◎可散瘀、解毒，对因食鱼蟹等过敏引起的周身风疹有一定的食疗效果。

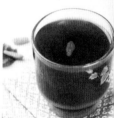

### ③ 僵蚕荆芥穗蝉蜕汤

白僵蚕、荆芥穗各 10 克，蝉蜕 5 克。将上述药材放入锅中，加入适量清水煎至汤汁浓稠，滤取汁液，每日分 2 次服用。

◎可清热止痒，用于治荨麻疹、皮肤瘙痒。

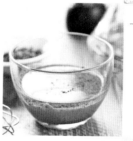

### ④ 菜籽油

将生菜籽油擦患处，每日涂擦数次，治疗期间禁用水洗患处。

◎此方可解毒、消肿、祛湿，适于治疗荨麻疹及老年皮肤瘙痒。

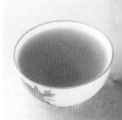

### ⑤ 蟾蜍汤

活蟾蜍 3 ~ 4 只。将蟾蜍去内脏洗净后放入砂锅内煮烂，用纱布过滤去渣，留汤备用。用汤汁擦洗患处，每日 3 ~ 4 次。

◎可解毒、消肿、止痛，用于治疗丘疹性荨麻疹。注意本药有毒，不可内服。

5

# 脚气 · 盐水泡脚法消炎除菌

老王这几天特别郁闷，自从上次去亲戚家做客，晚上洗脚穿了亲戚的鞋子后，他的脚就开始发痒了。最初痒得并不厉害，慢慢地就痒得受不了，扒开脚趾头还能看到脱落的皮屑，皮就像绽开了一样，特别吓人。老王老婆说，不会是得了脚气吧。

脚气是致病性真菌引起的足部皮肤病，多因脾虚纳少、营亏气弱，或饮食偏嗜、湿热流注于脚所致，有传染性。我观察到老王趾间糜烂，旁边较干燥，有皮屑脱落，病情不是很严重，可以用盐水泡脚法治愈。

治疗脚气还要做好脚部的护理工作。一旦患上脚气，不要与家人共用拖鞋、毛巾等物品，公共场所也不要穿公共拖鞋，少穿不透气的鞋和袜子，容易出脚汗的人宜穿棉袜。应每天洗脚，并用毛巾把脚擦干再穿鞋和袜子。不要经常用手触碰脚部，以免脚气传染到手，或引起脚气的并发症。

## / 最灵偏方 /

### 盐水泡脚

准备盐、温水各适量。以50毫升的温水加2匙盐的比例炮制盐水溶液，将制好的溶液泡脚。每日2次，每次浸泡5～10分钟，长期坚持。

◎盐有很好的杀毒除菌、消炎止痛的功效，可治疗诸多皮肤症状，利用水中的热力，其功效加强。本方可促进皮肤健康，增强抵抗力，有效治疗脚气。

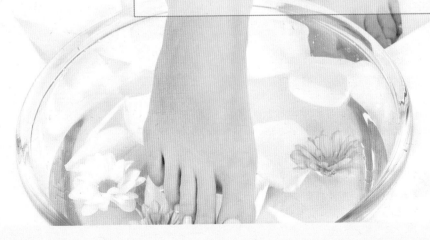

# / 更多偏方连连看 /

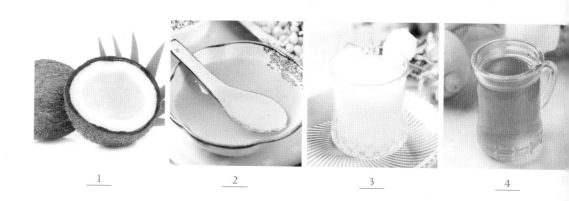

1    2    3    4

## ① 椰壳油

椰子壳半个。取椰子壳与小碗对扣，接缝处以黄泥封固，置火炭烧 10 分钟，使椰壳被烧一小穴，然后将椰壳及黄泥去掉，碗内即有椰油。用时脚洗净，拭干，以鸡毛蘸油涂患处，干了再涂，隔日再涂 2 次。

◎可清热利湿，用于治脚气及趾部溃烂。

## ② 黄豆水

黄豆 150 克。将黄豆用水泡发洗净，砸成碎粒，入锅中加入适量清水煎成浓汁，滤取汁液用于烫脚，可长期使用。

◎此方可除水湿、祛风热、治疗脚气。

## ③ 白萝卜水

白萝卜适量。将白萝卜洗净，切成片，放入锅中，加入适量清水，用大火煮至汁液浓稠，取汁水烫脚，每日 2 次。

◎此方可有效消除脚臭，对脚气有治疗的作用。

## ④ 食醋泡脚水

食醋 150 毫升，凉开水 250 毫升。用温水将双脚洗净，将食醋和凉开水按以上比例兑好泡脚，每次泡 20 分钟左右，每日 1 次。

◎食醋不仅能治疗脚气，而且对脚汗过多和脚臭都有良好的治疗效果。

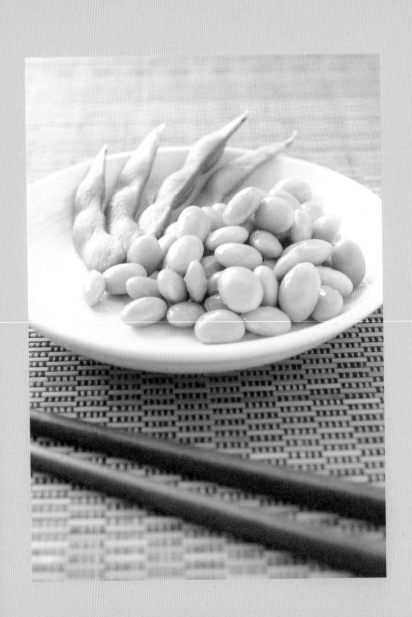

# CHAPTER 02

# 五官小问题，
## 全家通调没烦恼

俗话说：眼观四路，耳听八方。
眼睛、耳朵等五官是我们的好朋友，
为我们提供了很多方便，但生活中它们难免会闹别扭，
如孩子的视力下降了，睡一觉醒来得红眼病了，
老人的牙痛了等，本章选择了常见的五官科疾病，
运用生活中的小偏方，帮你尽快摆脱五官问题的烦恼，
简简单单的方法就能让全家耳聪目明、神清气爽。

# 近视·枸杞炖猪肝马上调

张女士的女儿读初三了，功课特别紧，经常要加班加点做题复习功课。最近女儿反映，眼睛有点看不清黑板上的字了，看远处的人和东西也是模糊的。经眼科医生检查，女儿属于假性近视，是用眼过度、眼睛疲劳引起的，多注意休息，视力就会恢复正常。

我帮张女士的女儿检查完眼睛后，告诉她假性近视可以采用食疗的方式来改善，枸杞炖猪肝就很合适。我建议张女士每天做1次枸杞炖猪肝给孩子吃，坚持一段时间。此外，还要多吃含钙的食物，如牛奶、虾皮、海带、黄豆及其制品等；少吃含糖过多的食品，因为糖分过多会使血中产生大量的酸，影响食物中钙离子的吸收，这对近视的发生和发展有一定的影响。学习注意劳逸结合，多做远眺的动作，多做眼保健操。

家长需特别注意的一点是，青少年近视多为近距离用眼过度所致，初期多是假性近视，若不注意，就会向真性近视发展。近视需早发现、早治疗。

/ 最 灵 偏 方 /

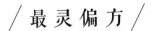

**枸杞炖猪肝**

准备枸杞、姜片各10克，大枣5克，猪肝150克，清汤600毫升，盐适量。将猪肝切片焯水。锅中放入清汤、大枣、猪肝、姜片、枸杞，大火烧开转小火炖30分钟，加盐调味即可。

◎此汤滋补肝肾、清热明目，适用于视疲劳者。

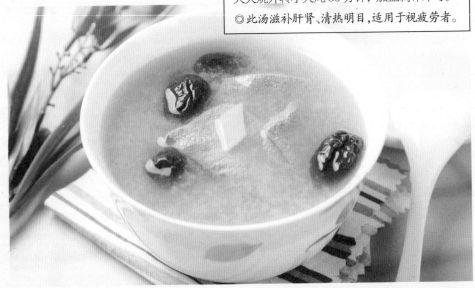

021

# /更多偏方连连看/

## ① 猪肝夜明汤

猪肝100克，夜明砂6克，盐适量。将猪肝洗净切成片。锅内放入一碗水，加入猪肝、夜明砂以小火煮，加盐调味。吃肝饮汤，日服2次。

◎可补肝养血、消积明目、治疗近视。

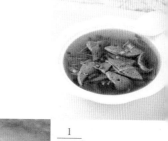

## ② 枸杞叶猪心汤

枸杞叶50克，猪心1个，盐、食用油各适量。猪心洗净切片。锅中注油烧热加猪心、枸杞叶略炒，加水煮熟，加盐调味即可食用。

◎此汤可补肝益精、清热明目，可用于治疗阴虚内热型近视。

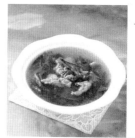

## ③ 石菖蒲丹参水

石菖蒲、远志、盐知母、盐黄柏各6克，党参5克，云岑12克，生地、熟地各15克，菟丝子、茺蔚子、五味子、车前子、枸杞各10克。将以上药材洗净，用水煎服。

◎此方可明目、治疗近视。

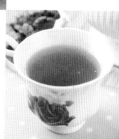

## ④ 当归红花滴眼液

当归1000克，红花500克。将上述药材加清水煎5分钟，取滤液滴眼，每日5~10次，每次1~2滴，1个月为1个疗程。

◎此方可缓解眼部疲劳、治疗近视。

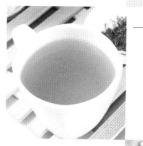

## ⑤ 天茄棵煮汁

天茄棵250克。取天茄棵煮沸，把煮好的汁液倒入杯内，患者靠近杯上方熏眼，再抬起头，使药水浸入眼内1~2分钟，每天3次，5天为1个疗程。

◎天茄棵可解痉止痛，对缓解假性近视有效。

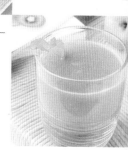

# 眼睛疲劳 · 枸杞桂圆饮见效快

　　小向是一家图书公司的校对，最近公司忙着给客户交货，她的工作量大了，每天坐在桌前看书稿，结果没过几天，眼睛就感觉干涩、酸胀，眼里还经常有泪水。休息一下，眼睛才会舒服点，可如果继续用眼，又会出现之前的症状。

　　经过诊断，我认为小向是因长时间工作用眼过度，导致眼部出现酸、胀、痛、干涩等症状，只是轻度眼睛疲劳，适当休息便可恢复。但是如果长期进行疲劳工作，视物模糊得不到缓解的话，就会导致视力下降，还会导致人的颈、肩等相应部位出现疼痛，引发和加重各种眼病。

　　对于眼睛疲劳，中医食疗能收到很好的疗效，我推荐小向回去试试枸杞桂圆饮，可以明显缓解眼睛的疲劳感。另外，平时多注意用眼卫生和用眼习惯。隔段时间向远处眺望，不时眨眨眼。也可以用热水、热毛巾或水蒸气等熏浴双眼，减轻眼睛的疲劳感。

## / 最 灵 偏 方 /

> ### 枸杞桂圆饮
> 准备枸杞、桂圆各 5 克，绿茶 3 克，冰糖 1 克。将枸杞、桂圆肉洗净，加适量水煎，取汁液冲泡绿茶，饮用时加冰糖调味即可。
> ◎枸杞可养肝明目，桂圆肉益心脾、补气血、安神。此方可明显缓解眼睛的疲劳。

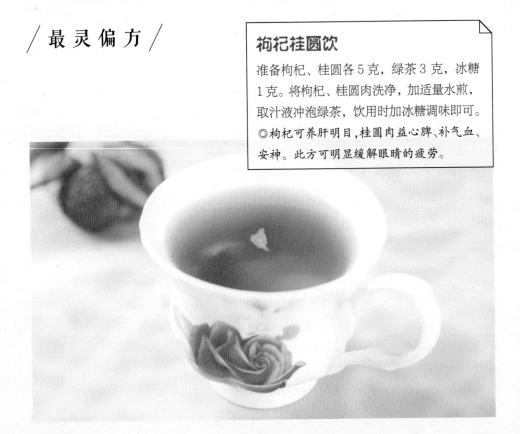

# /更多偏方连连看/

## ① 黑豆枸杞汤

黑豆100克,枸杞5克,大枣5颗,白糖少许。将上述食材放入锅中,加适量水,用大火煮沸后改小火熬至黑豆烂熟,加入白糖即可饮用,每日早、晚各一次,每次2～3杯为宜,可长期饮用。

◎此汤可缓解眼睛疲劳。

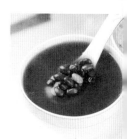

## ② 鸡肝羹

鸡肝50克,姜末、葱段各少许,盐、味精各适量。将鸡肝洗净切片,入沸水锅中煮熟,加入姜末、葱段、盐、味精调匀即可。

◎本方可养肝明目,适用于眼睛疲劳者。

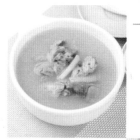

## ③ 枸杞鲫鱼汤

鲫鱼1条,枸杞10克。将鲫鱼洗净,去掉内脏,和枸杞一起煮汤食用。

◎此汤可防止眼近视、视物模糊、眼睛疲劳等症状。

## ④ 牡蛎蘑菇紫菜汤

鲜牡蛎肉250克,蘑菇200克,紫菜30克,姜片适量,盐少许。将蘑菇、姜片放入锅中,加入适量清水煮沸,再加入牡蛎、紫菜略煮,加盐调味即可食用。

◎此方有滋肾养肝、补血明目之功效,善治视物昏花、眼睛疲劳等症。

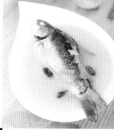

## ⑤ 炒猪肝

枸杞、大枣各20克,猪肝300克,葱末、姜末各少许,盐、水淀粉、食用油各适量。将猪肝洗净,放入锅中,加入枸杞、大枣、适量清水,煮1小时,捞出猪肝切片。用油起锅,爆香葱、姜,放入猪肝片同炒,加盐、水淀粉即成。

◎此方可养护眼睛,缓解视力疲劳、迎风流泪等症状。

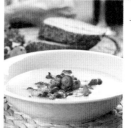

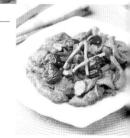

# 口腔溃疡 · 试试蜂蜜涂擦法

　　凡小姐特别喜欢吃辣，每顿都是无辣不欢。结果让人闻之色变的口腔溃疡也是她的常客，过不了多久就会找上门来，嘴巴每次都要疼上好几天，而且是钻心的疼，连喝口水都不舒服。这次，凡小姐想要彻底地诊治一下这个老毛病了。

　　经过检查，我发现凡小姐嘴唇里面的口腔溃疡不是很大，能很快治好，我让她回家用蜂蜜涂抹在溃疡部位，快则一天，慢则两天就可好转。

　　凡小姐不肯罢休，下定决心要和这个死敌彻底再见，询问不再患口腔溃疡的方法。我告诉她，病从口入，经常口腔溃疡的人要特别注意饮食。多吃蔬菜、水果，保持大便通畅，防止便秘。易上火的人一定要尽量避免摄入过多辛辣燥热的食物，如辣椒、麻辣烫、毛血旺等。此外，具有温热性质的食物，包括牛羊肉、腊肉、鲫鱼、带鱼等，以及荔枝、橘子、菠萝、桂圆等热性水果，过多食用也会上火。生活方面，要保证充足的睡眠，避免过度疲劳。长期睡眠不足、劳累过度是口腔溃疡反复发作的常见诱因。这些不当行为会耗伤人体阴血，阴虚则火旺，常从口腔黏膜上"出火"，引起口腔溃疡。

　　如果已经患上口腔溃疡，则要注意日常护理。刷牙是每天必须做的事情之一，坚持早晚刷牙、饭后漱口，可用加盐凉白开水，也可用药物漱口液，防止因食物残渣滞留口腔而加重继发感染。多喝水，多吃蔬菜瓜果，以利于口腔溃疡的痊愈。

## / 最灵偏方 /

### 蜂蜜涂擦法

准备 1 瓶蜂蜜，先将口腔洗漱干净，将蜂蜜涂于溃疡面上，涂擦后暂不要进食。15 分钟过后，可将蜂蜜连口水一起咽下，再继续涂擦，1天可重复数次，连用 1 周。

◎蜂蜜可灭菌消毒、消炎止痛，能促进细胞再生，对湿热引起的口腔溃疡效果显著。

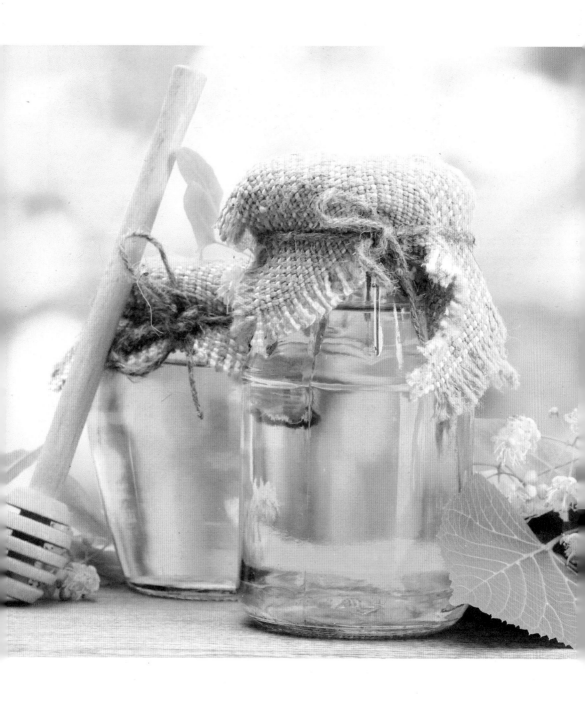

# /更多偏方连连看/

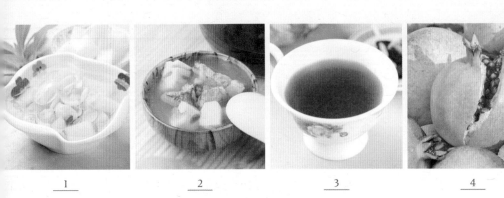

1　　　　2　　　　3　　　　4

### ① 雪梨萝卜汤

雪梨1个，白萝卜100克，冰糖适量。将洗净去皮去核的雪梨切成片，放入锅中，加入洗净切片的白萝卜，加500毫升清水用大火烧开，加入冰糖煮至酥烂，分2次服用。
◎此汤对口舌生疮有食疗功效。

### ② 排骨藕汤

莲藕200克，排骨100克，盐少许。将莲藕洗净，用盐水浸泡，备用。待排骨煮到五成熟时，将藕倒进汤锅，大火煮沸后改用小火煨，直到炖得酥烂，加盐出锅即成。
◎本方可以清热，促进溃疡面的恢复，适用于口腔溃疡。

### ③ 茅芦玄参饮

茅根、芦根各30克，玄参10克。将药材分别洗净后一起放入锅中，加入适量清水煎熬，先用大火烧开，再转小火慢慢熬煮，煮至汤汁较浓时滤取汁液，待温服用，每日1次。
◎本方适用于心脾积热引起的口腔溃疡。

### ④ 石榴方

石榴1个。将石榴剥开后取子，将石榴子捣碎，倒入杯中，以开水浸泡，凉凉后过滤，取汁水每日含漱数次。
◎本方可以生津止渴、消炎杀菌，治疗口腔溃疡。

# 中医疗法小窍门

## 按摩特效穴 | 曲池、尺泽、合谷

曲池穴有清邪热、调气血的作用，对治疗咽喉肿痛、齿痛有良好效果。尺泽穴有清肺泻火的作用，可治疗口腔上火、肺炎、咳嗽等病症。合谷穴可镇静止痛、清热解表。按摩以上穴位，有助于清热去火，缓解口腔溃疡。

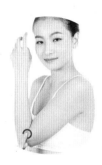

### 曲池穴

➡ 定位

位于肘横纹外侧端，屈肘，尺泽与肱骨外上髁连线中点。

➡ 按摩方法

弯曲拇指以指腹垂直按压曲池穴，按压1~3分钟，以有酸痛感为度。

### 尺泽穴

➡ 定位

位于肘横纹中，肱二头肌腱桡侧凹陷处。

➡ 按摩方法

用拇指指腹按压尺泽穴，有酸痛的感觉，按压1~3分钟。

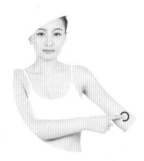

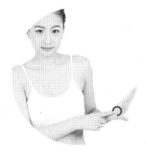

### 合谷穴

➡ 定位

位于手背，第一、二掌骨间，第二掌骨桡侧的中点处。

➡ 按摩方法

将拇指指腹放在合谷穴上，以顺时针方向揉按1~3分钟。

# 口臭·丝瓜汤清热又降火

　　口臭是职场的杀手，不仅让个人形象大打折扣，影响了人与人之间的交往，而且往往预示着很多疾病的发生，如果不引起重视，很可能为自身的健康埋下了重大隐患。

　　张先生是公司的业务骨干，待人热情，喜欢帮助同事，可令人尴尬的是，张先生有口臭的毛病，一张口说话，隔着桌子都能闻见浓浓的味道，为此，同事们都对他敬而远之。

　　我闻到张先生嘴巴带有一股浓浓的酸臭味，他说平时会有腹部胀痛、打饱嗝、便秘的症状，于是判断他的口臭属于肠胃积热型，我给他开了一个清热降火的方子：老丝瓜汤，可帮他清除口臭。

　　另外，改善口臭还有很多方法。首先要坚持早晚刷牙和饭后漱口。饮食要清淡，多吃含有丰富纤维素的食物。多饮茶，忌烟酒、甜食及辛辣助火之物，回避异味食物。睡前不要吃零食，以防食物在胃里积存。防止便秘，保持大便通畅。

## / 最灵偏方 /

### 老丝瓜汤

准备老丝瓜1条，盐少许。将丝瓜洗净去皮，切成段，加水煎煮半小时，放盐再煮半小时即成，每天喝2次，可长期坚持。

◎丝瓜性寒味甘，有清热降火、去风化痰、行气化瘀等作用，可除肠胃积热型口臭。

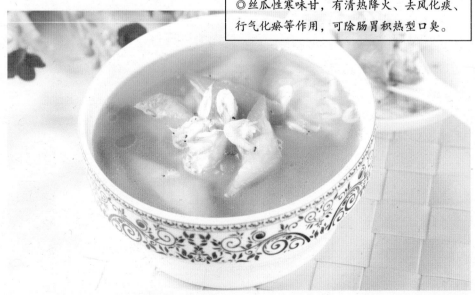

# / 更多偏方连连看 /

## ① 柠檬化浊

柠檬2个。取柠檬洗净去皮，将柠檬肉榨汁饮用，其皮细嚼咽汁。

◎中医认为，柠檬有和胃、解毒气等功效，故此方常用于治胃热口臭。

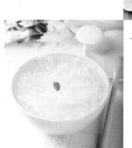

1

## ② 莲子萝卜汤

莲子30克，白萝卜250克，白糖适量。将白萝卜洗净去皮，切丝，莲子去心，加水一起煮汤，最后调入白糖即可食用。

◎本品具有抑制口腔细菌生长的作用，适合于口腔溃疡、胃肠食积导致口臭的患者食用。

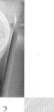

2

## ③ 桂菊茶

桂花、菊花各6克。取桂花和菊花加入适量开水冲泡饮用，每天1剂，冲泡2～3次，代茶饮用。

◎此方适用于胃热上蒸型口臭患者，有芳香清胃的效果。

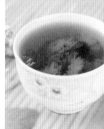

3

## ④ 艾草酒汁

将艾草装入一个广口容器，以清酒装满，密封置于常温下，浸泡四五天后，再将泡浸好的艾草取出，放入榨汁机中绞汁一杯，与少许蜂蜜或等量的白开水兑匀即可饮用。

◎此方可消除口臭，清新口气。

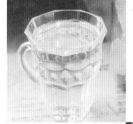

4

## ⑤ 丁香疗法

取丁香洗净，每次取1粒含于口中。

◎此方可除口臭，令口气芳香，用于治疗湿热或秽浊之气、舌苔黄腻或白腐腻苔之口臭等。

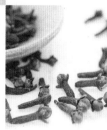

5

# 鼻炎·盐水洗鼻法除麻烦

赵小姐的鼻炎都有好几年的历史了，头痛头晕的感觉常常挥之不去，而且很容易流鼻涕、感冒，对冷空气异常敏感。每年秋风一起，或者冷空气到来时，鼻子就开始不舒服，经常鼻子一痒，就连续不断地打几个甚至十几个喷嚏，连带水样的鼻涕止不住地流出来。

我听了赵小姐的遭遇，给她推荐了一个老法子，很多过敏性鼻炎患者都反映效果很好，而且安全性高，这个法子是盐水洗鼻。

像赵小姐这类季节性过敏性鼻炎的患者有很多，平时应多关注气候变化，遇冷及时增添御寒的衣物，必要时需戴口罩，这样对保持鼻腔的湿度有较好的效果，还可同时预防感冒等疾病。另外，香水、化妆品等都会刺激鼻腔黏膜，应尽量避免接触。多吃含维生素C及维生素A的食物，如菠菜、大白菜、小白菜、白萝卜等。保持室内空气流通，保证充足的睡眠，避免精神过度紧张，多做体育锻炼，增强身体免疫功能。

## / 最 灵 偏 方 /

### 盐水洗鼻法

准备无碘食盐5克，温开水500毫升，洗鼻器1个。将食盐加入温开水中调匀即成生理盐水，使用洗鼻器，将生理盐水送入鼻孔，流经鼻前庭（露在头部外面的部分）、鼻窦、鼻道绕经鼻咽部，或从一侧鼻孔排出，或从口部排出，每日可清洗1～2次。

◎可杀菌消炎，改善鼻腔环境，对鼻炎有辅助疗效。

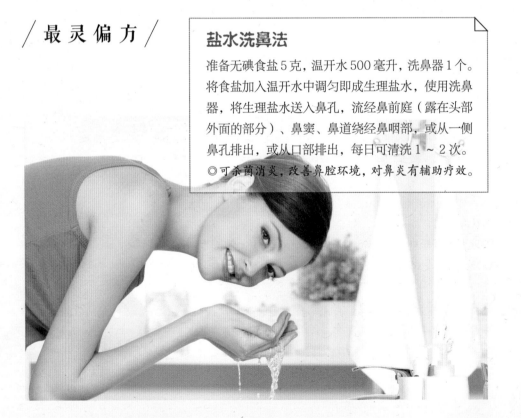

# /更多偏方连连看/

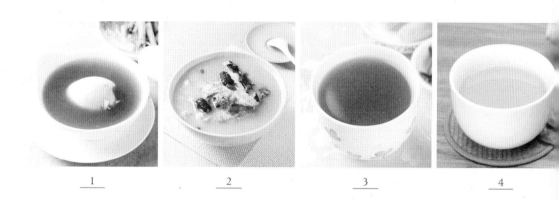

1    2    3    4

## ① 辛夷鸡蛋汤

辛夷 15 克，鸡蛋 2 个。将辛夷放入砂锅内，加 2 碗清水，煎取 1 碗，备用。将鸡蛋煮熟去壳，刺小孔数个，砂锅中倒入药汁煮沸，放入鸡蛋同煮片刻，饮汤吃蛋。

◎本方可治疗鼻炎、流脓涕。

## ② 黄花鱼头汤

鱼头 100 克，大枣、白术各 15 克，黄花菜 30 克，苍耳子 10 克，姜片适量，盐少许。取鱼头洗净后用热油两面稍煎待用。将去核的大枣、黄花菜、白术、苍耳子、姜片一同放砂锅内，加适量水与鱼头煎汤，待熟后，加盐调味，吃肉饮汁。

◎此方可扶正祛邪、补中通窍，主治慢性萎缩性鼻炎、感冒频繁。

## ③ 黄芪白术饮

黄芪 60 克，白术 20 克，大枣、白芍（炒）各 15 克，桂枝 10 克，炙甘草 3 克，生姜 3 片。将以上材料一起放入锅中，加适量水煎熬，待温服用。

◎此方可补气通窍，治疗鼻炎。

## ④ 麻黄桂枝饮

炙麻黄、桂枝、半夏、白芍、炙甘草各 6 克，干姜、五味子各 5 克，细辛 3 克。水煎服，每日 1 剂。

◎此方可清热、祛风、通窍，治疗鼻炎。

# 耳鸣耳聋 · 治鸣醒聋汤偏方好

　　蔡小姐是一名视频后期剪辑，每天都要带着耳机剪片子。最近，她总觉得头很沉重，耳朵里老是嗡嗡响，对耳机也很反感，就连同事在她耳边说话声音大一点，她都觉得耳朵受不了，一股无名火从心里起，心情变得特别烦躁。

　　耳朵是人体重要的听觉器官，但它也特别脆弱，外界的不良影响容易损害耳朵的各项功能，从而出现耳鸣耳聋，过度疲劳、睡眠不足、情绪过度紧张都容易导致耳鸣耳聋。

　　因此，我建议蔡小姐平时要注意休息，劳逸结合，避免工作中过度紧张，不要长期加班。控制自己的情绪，保持心情舒畅，以愉快的心情面对工作中的一切，这是治愈的关键。中医认为，肾水不足，水不涵木，复由情志抑郁，肝气失于疏泄，肝火偏亢，循肝胆之经上扰，引发耳鸣耳聋。因此，我建议蔡小姐同时服用治鸣醒聋汤，对改善听力和缓解耳部疲劳效果非常好。

## / 最 灵 偏 方 /

### 治鸣醒聋汤

准备木香、胆草各15克，川芎、木通、香附、枣仁、蝉蜕、菊花、泽泻、合欢、柴胡、石菖蒲、夜交藤各20克，枳壳30克。将上述药材洗净，加入适量清水，煎汁服用。

◎此方可清肝泻胆、理气开窍，适用于由肝火上逆、痰浊内积导致的耳鸣耳聋。

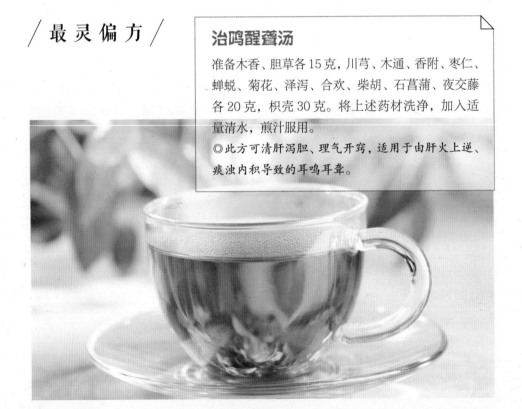

# / 更多偏方连连看 /

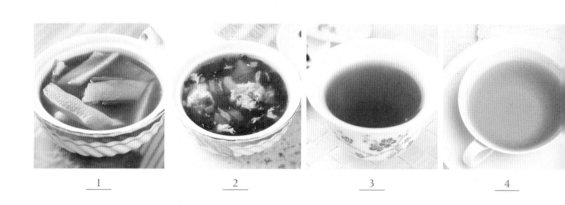

1　　　　　2　　　　　3　　　　　4

## ① 猪皮煲

猪皮、香葱各60克，盐适量。将猪皮洗净切条，香葱洗净切段。锅中注入适量清水烧开，放入猪皮煮1小时至熟烂，加盐调味，撒上葱段，一次吃完。

◎对疲劳过度或上火引起的耳鸣耳聋有效。

## ② 紫菜汤

番茄100克，紫菜适量，鸡蛋1个，盐适量。锅中注入适量清水烧开，放入番茄、紫菜煮开，再打入鸡蛋搅散，加盐调味，即可食用。

◎本方可补充铁，对微量元素缺乏引起的耳鸣耳聋有效。

## ③ 菖蒲饮

石菖蒲15克，五味子12克。将石菖蒲、五味子均洗净，放入锅内，加水煎煮，滤取汁液，待温即可饮用。

◎本方可以养生滋阴、填精聪耳。

## ④ 银杏槐花汤

银杏叶100克，槐花、菊花各35克，丹参22克。将上述药材加入适量清水煮沸取药液，与1500毫升热开水同入脚盆中，趁热熏蒸，待温后泡脚。

◎此方活血、通络、安神，可改善患者睡眠，缓解耳鸣耳聋。

# 咽炎·胖大海生地茶还你好嗓子

吴小姐今年从师范学校毕业，刚分到一所小学实习，可才过一个月，她的嗓子就出现了毛病。原来她帮着班主任管纪律，同学们特别闹腾，她只好敞开嗓子喊。结果没几次下来，她的嗓子就干燥、发痒，喉咙里总感觉有东西咳不出来。

吴小姐很明显是患上咽炎，咽炎在教师易得的职业病中排第一位，说话多、喝水少、粉笔微尘的吸入是发病的主要原因。对于这类慢性疾病，中医传统疗法有明显的优势。我建议吴小姐平时经常喝胖大海生地茶，以保持喉咙湿润，长期喝可缓解咽炎的不适感。

同时，保护嗓子还得从日常生活细节着手。保持居住及工作环境空气流通清新，预防感冒。保证充足的睡眠与休息，让劳累一天的发音器官得以恢复。平时尽量避免过度说话、喊叫及唱歌等。适当多饮水及经常饮用一些具有生津利咽作用的食疗饮品。不宜食用辛辣、煎炸、坚硬、辛温燥热食品，以及对咽部有刺激性的食物。

## / 最 灵 偏 方 /

### 胖大海生地茶

准备胖大海5个，生地12克，茶叶2克，冰糖30克。将上述材料放入杯中，倒上开水，闷15分钟左右，调入冰糖，代茶饮，每日可2～3剂。

◎胖大海清肺利咽、清肠通便，生地清热凉血、滋阴生津，此方对于肺阴不足、虚火夹实之慢性咽炎而兼大便燥结者，用之最有效。

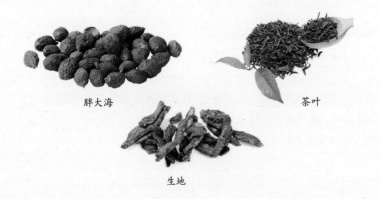

胖大海

茶叶

生地

# /更多偏方连连看/

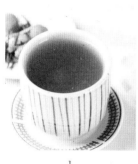 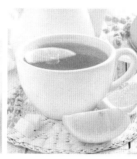 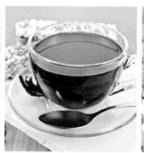 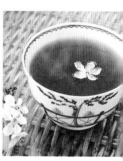

1      2      3      4

### ① 无花果冰糖水

干无花果 20 克，冰糖适量。将干无花果洗净，与冰糖加入适量清水共煮，煮至汁液浓稠，待温后饮汁。

◎无花果清热生津、解毒消肿，可治疗咽喉肿痛、咽炎。

### ② 柠檬蜂蜜茶

柠檬半个，蜂蜜适量。用盐将柠檬表皮仔细蹭一遍，清洗后切薄片，将柠檬放入杯中，倒入温开水搅拌，最后加蜂蜜调服。

◎此茶滋润保肝、清热解毒，可用于咽炎。

### ③ 沙参桑果汁

沙参 12 克，桑葚 15 克，冰糖适量。将洗净的沙参与桑葚放进锅中，加适量冰糖与水，一同煎煮，待温后即可饮用。

◎此方可治咽痒、咽痛，对咽炎有效。

### ④ 射干胖大海饮

射干、胖大海、人中白、牛蒡子各 12 克，马勃、甘草各 6 克，板蓝根、金银花各 15 克，沙参 30 克。将上述药材用水煎煮，取汁服用。

◎此方可利咽清肺，缓解咽炎等不适。

# 牙痛·莲子心饮去火有速效

牙痛不是病，痛起来真要命。易先生有牙痛的毛病已经好几年了，去牙科检查过，并没有蛀牙等牙齿疾病，可就是时不时牙痛，每次牙痛发作时，都是通过服用止痛片来缓解痛苦。

通过诊治，我发现易先生牙龈红肿、舌红、苔白干、脉浮数，牙痛遇冷则减轻，遇热则加重，属于中医中典型的风热牙痛。我让他不要担心，并告诉他止痛片只能暂时缓解痛苦，若要根治，可依据中医的方法来慢慢调养。要治好牙痛，实际上就是要进行疏风清火、解毒消肿，我给他推荐了一款莲子心饮，长期坚持可治牙痛。

当然，止痛并不是一劳永逸的办法。平时应多注意口腔牙齿卫生，坚持早晚刷牙、饭后漱口，刷牙可以清除口腔中的大部分细菌，减少菌斑形成，防止牙痛。刷牙时应保持运动的方向与牙缝方向一致。这样既可达到按摩牙龈的目的，又可改善牙周组织的血液循环，减少牙病所带来的痛苦。睡前刷牙更重要，因为夜间间隔时间长，细菌容易大量繁殖。

饮食上应忌吃辛辣、刺激性的食物，如辣椒、洋葱、芥菜、大葱、蒜等。此外，还应忌食粗糙、坚硬以及煎炸、酸性食物。平时可以多吃些高蛋白、富含维生素的食物，如豆制品、蔬菜、水果等。

## / 最 灵 偏 方 /

### 莲子心饮

准备莲子心6克，冰糖10克。将莲子心加入适量清水，先用大火煮沸，再加入冰糖，改小火续煮至冰糖完全溶化、莲子心药性析入水中。待稍微冷却后，饮用即可。

◎莲子心清心去热、止血涩精，与冰糖搭配服用，可清心去火、安抚烦躁，对牙痛有很好的治疗效果。

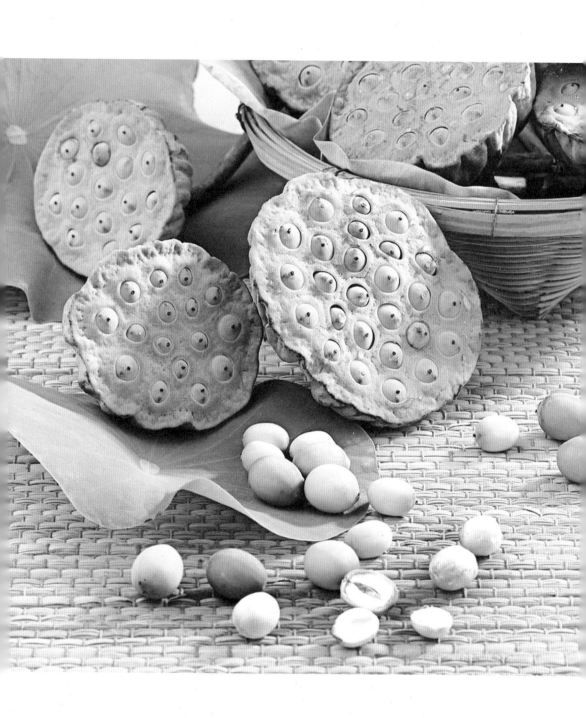

# /更多偏方连连看/

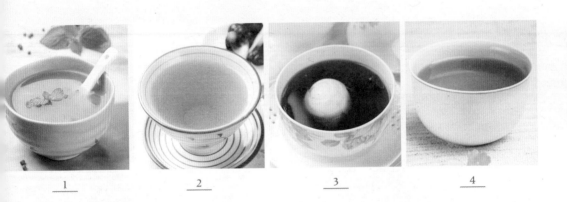

1    2    3    4

## ① 绿豆甘草汤

绿豆 100 克，甘草 15 克。将绿豆和甘草分别洗净，共入锅中，加入适量清水煮至豆熟，吃豆饮汤即可。

◎此方可清热抑菌，治疗上火引起的牙龈肿痛。

## ② 陈醋花椒饮

陈醋 120 毫升，花椒 30 克。将陈醋、花椒熬 10 分钟取汁，待温后含在口中 3 ~ 5 分钟后吐出，切勿吞下。

◎本方抗菌消炎，能缓解牙龈肿痛。

## ③ 生地煮鸭蛋

生地 50 克，鸭蛋 2 个，冰糖适量。将生地和鸭蛋放进砂锅中，加适量水共煮。蛋熟后剥去皮，再入生地汤内煮片刻，服用时加冰糖调味，吃蛋饮汤。

◎此方有滋阴清热、生津止渴等功效，适用于熬夜后口燥咽干、牙龈肿痛。

## ④ 清火消肿汤

川牛膝、生石膏、生地、代赭石各 30 克，甘草 6 克。将上述药材洗净，放入锅中，加适量清水煎汤，待温时服用。

◎本方有清火消肿的作用，可治疗胃火牙痛。

# 中医疗法小窍门

## 按摩特效穴 | 下关、颊车、风池

下关穴有疏散风邪、通窍利关等作用，可治疗牙痛、牙关紧闭、齿神经痛等症。颊车穴疏风通络、利节消肿，主治面颊、口齿等疾患。风池穴醒脑开窍、疏风清热，对头及口、耳、鼻等五官疾病有疗效。按摩以上穴位，有助于缓解牙痛。

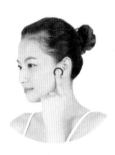

### 下关穴

➡ **定位**

位于面部耳前方，颧弓与下颌切迹所形成的凹陷中。

➡ **按摩方法**

将双手食指指腹放于面部下关穴，适当用力按揉 1 分钟。

### 颊车穴

➡ **定位**

位于面颊部，下颌角前上方约一横指（中指），咀嚼时咬肌隆起，按之凹陷处。

➡ **按摩方法**

将双手拇指指腹放于颊车穴，力度由轻渐重，按压 1 分钟。

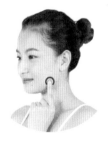

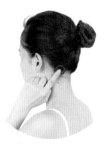

### 风池穴

➡ **定位**

位于项部，枕骨之下，与风府相平，胸锁乳突肌与斜方肌上端之间的凹陷处。

➡ **按摩方法**

伸出拇指，将拇指指腹放在风池穴上，适当用力按揉 1 分钟。

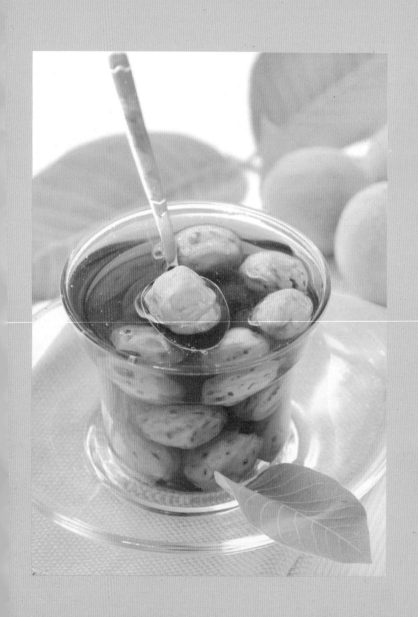

# CHAPTER 03

# 内科调理方，
## 小病小痛一扫光

随着生活节奏的加快和各种压力的到来，
人们常常会出现感冒、咳嗽、头痛等症状，
随便吃些药来定定心，但是病情反复而且还有不良反应，
而中医对治疗这些内科病症却有独到的疗法，
很多偏方、理疗方都能起到去除病根、强身健体的良效。
本章选取了 13 种常见病症，只需对症调理，
小病小痛一扫而光。

# 感冒·生姜红糖水轻松治

　　春天是乍暖还寒的季节，气温变化幅度最大。这天小曼下班，顶着毛毛细雨就回去了，结果第二天，就开始打喷嚏了，接着出现流鼻涕、咳嗽、全身酸疼无力等症状。

　　我发现小曼苔薄白、脉浮紧、鼻塞声重、打喷嚏，还有恶寒、头痛、喉痒咳嗽、骨节酸痛的症状，为风寒感冒的表现。从中医的角度来说，六淫时邪猖獗，肺卫调节疏懈；起居不当，腠理不密，营卫失和；体质虚弱，卫外不固，虚体感邪，最终导致卫表不和，肺失宣降而引发感冒，多表现为鼻塞、流涕、喷嚏、咳嗽、头痛全身不适、脉浮等症状。

　　我给小曼推荐了一道民间常用的老偏方生姜红糖水，治疗淋雨和风寒感冒最为有效，连续服用几天就能明显缓解风寒感冒的不适感。

　　在容易感冒的季节，要注意保温，不要受凉，天气变冷及时添加衣服。保证充足的睡眠，一定要盖好被子，坚持睡前洗脚。平时多注意饮食调养，多喝水等。

## ╱ 最灵偏方 ╱

### 生姜红糖水

准备生姜 10 克，红糖适量。将生姜洗净，切片或切丝，煎水，再加入少许红糖，待糖溶化，趁热一起服下，可坚持饮用几天。

◎生姜有发散止咳的功效，红糖可补血排毒，此方可发汗散寒，适用于风寒感冒患者。

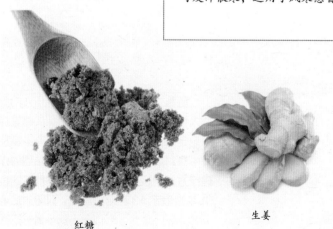

红糖

生姜

# /更多偏方连连看/

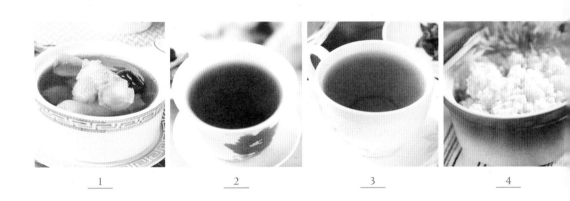

1    2    3    4

## ① 龙眼荔枝鸡汤

母鸡肉 500 克，龙眼、荔枝、黑枣、莲子、枸杞各 15 克，黄酒、盐、味精各适量。将鸡肉洗净，切成大块，入锅汆去血水，捞起冲干净浮沫，稍微沥干。将龙眼、荔枝、黑枣、莲子、枸杞与鸡肉加适量清水共熬成汤，加入黄酒、盐、味精调味即成。
◎此方适用于反复感冒者。

## ② 太子参黄芩汤

太子参、黄芩、法半夏、赤芍、丹参各 6 克，柴胡 4.5 克，桂枝、蝉衣、炙甘草各 3 克，大枣 12 克。将上述药材洗净入锅，用冷水浸泡 15 分钟，然后煎服。每日 1 剂，分 3 次服用。
◎本方适用于反复上呼吸道感染感冒者。

## ③ 紫苏叶茶

紫苏叶 16 克，红糖适量。将紫苏叶晒干揉成粗末，用沸水冲泡，加入适量红糖调匀，可代茶频频饮用。
◎本方适用于风寒感冒初期、鼻塞流涕等。

## ④ 菊花粥

菊花 15 克，粳米 60 克。先将菊花研成细粉，备用。取粳米加水煮粥，待粥将成时调入菊花粉，稍煮一二沸即成。
◎本方可疏散风热，治风热感冒。

# 咳嗽·盐蒸橙子润肺好

这几天，气温骤降，很多人都扛不住了，办公室里咳嗽声一片。小琴也是咳嗽频频，喉咙痒得厉害，咳得一声比一声重。

我见小琴面色苍白，萎靡不振，一点精神都没有，又发现她舌苔薄白，脉象浮紧，痰液稀薄，颜色发白，属于风寒咳嗽。中医认为，风寒咳嗽是由外邪侵袭肺系，或其他脏腑有病，损及于肺，肺气不利所引起，常表现为咳嗽、痰白而稀、恶寒发热、头痛、鼻塞、流鼻涕等。

我告诉小琴，她因为天气突然降温，着了凉而引发的咳嗽，不用担心，我给她推荐了一个简单却非常有效的老偏方：盐蒸橙子。

另外，在气温变化大的季节，要注意防寒保暖。饮食要规律，要多喝水，不要吃生冷和油腻的食物。在咳嗽感冒流行时，少去人群密集的公共场所，可戴上口罩，以免感染。

## / 最灵偏方 /

### 盐蒸橙子

准备橙子1个，食盐适量。先将橙子洗净，再将橙子割去顶，将少许盐均匀撒在橙肉上，用筷子戳几下，使盐分渗入，将橙子装入碗中，上锅蒸熟，去皮食肉。

◎此方化痰止咳，对风寒咳嗽有食疗效果。

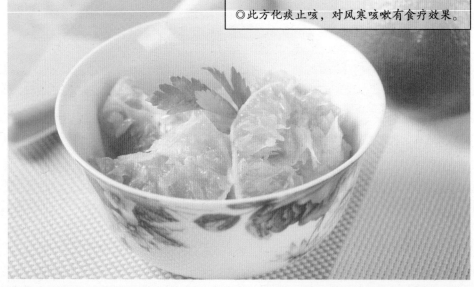

# /更多偏方连连看/

## ① 泡白萝卜

白萝卜 500 克，醋 500 毫升，冰糖 50 克。将白萝卜洗净去皮、切片，放入容器中，加入醋和冰糖，泡 10 天。每天早、晚服用两次。

◎本方适用于感冒引起的久咳不止。

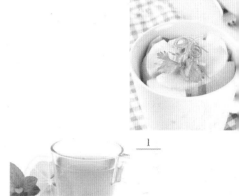

1

## ② 生姜片

生姜适量。取生姜洗净，切片，然后放入嘴里不要嚼也不要咽，等到感觉没有味道的时候吐出来，也可以将生姜泡水饮用。

◎此方可以有效缓解痰多咳嗽。

2

## ③ 糖渍橘皮

橘皮、白糖各适量。将适量鲜橘皮洗净切丝，放入铝锅，加水煮，煮沸后改用小火煮至汁液剩半，盛碗放凉后撒入适量白糖即可。

◎本方对咳嗽多痰有食疗功效。

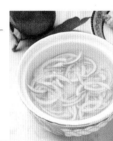

3

## ④ 川贝炖雪梨

雪梨 1 个，川贝末 6 克，冰糖适量。将雪梨洗净去皮，去核，切成小块，放入炖盅中，加入川贝末，放入适量清水，炖煮 30 分钟至梨熟，加入冰糖拌匀调味，喝汤吃梨。

◎本方适用于肺阴虚咳嗽者。

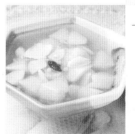

4

## ⑤ 糖水冲鸡蛋

鸡蛋 1 个，鲜姜汁适量，红糖 50 克。将鸡蛋打散备用，取适量鲜姜汁放入锅中，加入 50 克红糖、半碗水煮沸，趁热冲蛋，搅匀即可饮用。

◎本方对久咳不愈有较好的食疗功效。

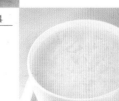

5

# 哮喘 · 核桃杏仁蜜有疗效

　　小明今年7岁，患轻度哮喘已经几年了，去了多家医院治疗，哮喘却还是经常复发，妈妈王女士希望用偏方来缓解孩子的病情。

　　我观察到小明舌苔薄白，脉象细而无力，王女士说，哮喘发作时，孩子会突然面色苍白，胸闷气短，容易出汗，脸色很难看。我告诉王女士，哮喘属于一种慢性疾病，一般是突然发作，发作前会有鼻塞、喷嚏、干咳等症状，发作时患者会出现呼吸困难、胸闷、胸痛、咳嗽，还会咳出大量白色的泡沫痰。从综合了解的情况来看，孩子属于肺气虚弱型哮喘。

　　治疗哮喘，有一道民间方子核桃杏仁蜜，疗效不错。我还提醒王女士，要做好日常护理。每次带孩子出门时一定不要忘带气管扩张剂或喷雾剂。平时还要多加强身体锻炼，增强机体的抵抗力。尽量少带孩子去人流密集的地方，不要让孩子接触花粉、面粉等物质。

## ∕ 最 灵 偏 方 ∕

### 核桃杏仁蜜

准备杏仁、核桃仁各250克，蜂蜜适量。将杏仁加入适量清水放入锅中煮1小时，再加入核桃仁煮至收汁，加入蜂蜜，搅匀至沸腾即可食用。

◎杏仁有宣肺之功，能止咳平喘，核桃镇咳平喘、温肺润肠，蜂蜜润脏腑、调脾胃，此方可明显缓解哮喘，用于经常哮喘发作的患者。

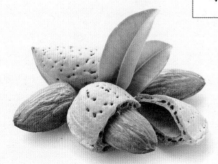

杏仁

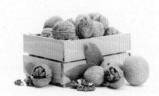

核桃仁

# / 更 多 偏 方 连 连 看 /

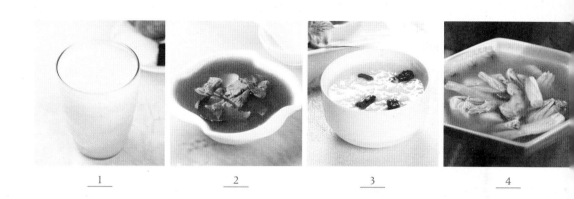

1　　　　　　2　　　　　　3　　　　　　4

## ① 萝卜汁

鲜白萝卜 500 克。将萝卜洗净带皮切成丁，再切碎。取榨汁机，放入萝卜碎，榨取汁水，服用即可，连服 5 ~ 7 天见效。

◎可化痰热、散瘀血、消积滞，对急性咳喘有食疗作用。注意体质虚寒者慎用。

## ② 猪肺花生汤

猪肺 1 具，花生 100 克，姜片少许，盐适量。将洗净的猪肺入开水锅中汆去杂质，捞出待用。锅中注水烧开，放入猪肺、花生、姜片煮汤，加盐调味食用。

◎本品具有润肺、止血、止咳的功效，适合肺气虚弱、哮喘患者。

## ③ 大枣糯米粥

白果 8 颗，大枣 10 颗，糯米 50 克。将上述材料加适量清水煮粥，分早晚 2 次服完，15 天为 1 个疗程，可连服 3 个疗程。

◎该方具有润肺止咳、补中益气、和胃等功效，适用于儿童、老年哮喘间歇期。

## ④ 灵芝炖乳鸽

乳鸽 1 只，党参 20 克，灵芝 8 克，枸杞 10 克，大枣 5 颗。锅中注入适量清水烧开，放入备好的乳鸽肉、党参、灵芝、枸杞、大枣、炖汤食用。

◎本品补肺气、定虚喘，适合肺虚哮喘无力、声息低微者。

# 头痛·喝喝川芎香附茶不用忍

冷女士50多岁了，一直有头痛的毛病，以前只是轻微的、间歇性的头痛，今年却常常感觉头部隐隐作痛，像千万只蚂蚁在爬，还时不时昏昏欲睡，晚上经常失眠。听说偏方可以治头痛，她就来试试。

我观察到冷女士舌质淡，苔薄白，脉象细弱，综合情况来看，她得的是血虚型头痛。中医认为，头痛由于感受外邪、情志不和、久病体虚及饮食不节，影响头部络脉或脑髓失养所致，可分为风寒头痛、风热头痛、肝阳头痛、血虚头痛、痰浊头痛及瘀血头痛。而血虚型头痛多因气血不足，不能上荣，窍络失养所致。

我给冷女士开了一个民间久经验证的调养方：川芎香附茶，可以治疗她这种长期性头痛。我还提醒她，每天要保证充足的睡眠，戒掉不良嗜好，合理规划生活，劳逸结合。饮食宜清淡，少吃巧克力、味精等易诱发头痛的食物，忌吃辛辣刺激、生冷的食物。

## / 最灵偏方 /

### 川芎香附茶

准备香附子120克，川芎60克，绿茶6克。先将香附子炒熟，再将炒香附子、川芎研成细末。服用时将绿茶放入杯中，冲入开水闷10分钟，取清汁趁热兑入药末10克，再闷15分钟，代茶饮用。

◎此方有行气、止痛等功能，适用于气血不足引起的慢性头痛。

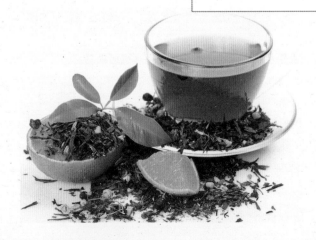

# 更多偏方连连看

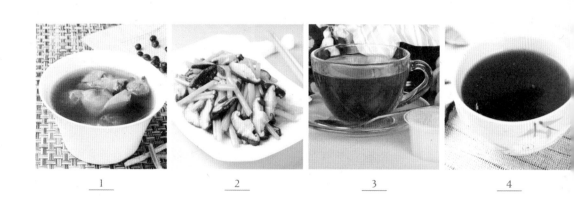

1    2    3    4

## ① 天麻鸡汤

母鸡肉 250 克，天麻 3 克，灵芝 5 克，野菊花 2 克，盐适量。将母鸡肉洗净汆水，入砂锅加水炖 1 个小时，再加入天麻、灵芝、野菊花，继续炖半小时，加盐调味即可。

◎天麻可熄风、定惊，治眩晕、头痛。

## ② 芹菜烧香菇

芹菜 400 克，水发香菇 50 克，盐、食用油各适量。芹菜洗净，切段。香菇用水泡去杂质，洗净，切成条。用油起锅，放入芹菜，加入香菇，炒匀炒香，注入适量清水略煮，加盐调味即可食用。

◎本偏方适用于伴有眩晕、耳鸣、急躁等肝阳上亢的头痛。

## ③ 川芎茶

川芎 9 克，茶叶 6 克。将锅中注入适量清水烧开，放入川芎、茶叶，煎出药汁，取汁服用，可代茶频频饮用。

◎本方活血行气，散风止痛。

## ④ 清热止痛汤

苍耳子、延胡索各 10 克，生地黄、代赭石各 20 克，菊花、牛膝、黄芪各 15 克，升麻 5 克，细辛 3 克。将以上药材一起放入锅中，加入适量水共煎，取汁服用，每日 1 剂，分 2 次服。

◎本方清热止痛，对治疗头痛有效。

# 消化不良·山楂大米粥来调理

　　胡小姐是一家房产中介的经理，工作起来像停不下来的陀螺，经常一忙起来，连饭都吃不上。有时呢，还要陪客户应酬，餐桌上免不了大鱼大肉和酒水。慢慢地，她发现自己经常腹部鼓胀，吃不下饭，有时还会恶心、呕吐。严重时还要买药吃，暂时好了，但没过几天，又出现消化不良。

　　我发现胡小姐舌质淡红，舌苔白，脉细弱，正是因中气不足而引起食欲不振导致的消化不良。消化不良在中医学属于"脘痞""胃痛""嘈杂"等范畴，常由于先天禀赋不足、饮食失节、外感湿邪等引起。多表现为饮食无味，食后上腹饱胀、恶心呕吐等。

　　有一个老偏方山楂大米粥，对防治消化不良很有效。另外，改善不良的生活习惯对治疗消化不良也很重要。饮食应以清淡为主，少吃辛辣、油腻的食物，切忌暴饮暴食。还要注意劳逸结合，保持乐观积极的心态，经常锻炼身体。

## / 最灵偏方 /

### 山楂大米粥

准备山楂 30 克，大米 60 克，白糖适量。将山楂煎取浓汁，取汁同大米、白糖一同煮粥，分 2 ~ 3 次服用。

◎山楂健脾胃、消食积，大米补中养胃、和五脏，白糖可调理胃肠道，此偏方适用于消化不良引起的食少厌食者。

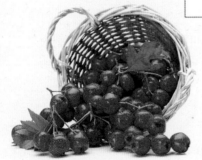

山楂

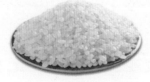

大米

# /更多偏方连连看/

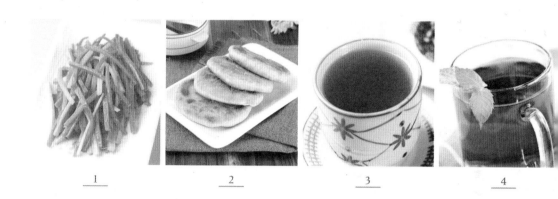

1　　　2　　　3　　　4

## ① 胡萝卜炒肉丝

胡萝卜250克，猪肉100克，葱丝、姜丝各少许，盐、醋、食用油各适量。猪肉洗净切丝，胡萝卜洗净去皮，切丝。油锅烧热，下葱丝、姜丝炝锅，加入切好的肉丝翻炒，再加入胡萝卜丝，加入适量盐、醋，翻炒即成。

◎此方适用于小儿消化不良。

## ② 萝卜饼

白萝卜150克，肉末100克，面粉适量。将白萝卜洗净切丝，与肉末调成萝卜馅。将面粉做成面剂，擀成薄片，填入萝卜馅，制成夹心小饼，放锅内烙熟即成。

◎本方可补气开胃，对食欲不振、消化不良有疗效。

## ③ 麦芽神曲汤

大麦芽、神曲各20克。将上述材料一起入锅，加入适量清水，浓煎汁液，待温时取汁服用，可长期饮用。

◎此方可用于胃肠虚弱而致的消化不良、饱闷腹胀。

## ④ 山楂麦芽茶

山楂15克，麦芽20克。将山楂、麦芽入锅，加适量水，煎汁服用。

◎此方可以消食导滞，对消化不良有一定的疗效。

# 高血压 · 就饮决明子茶

老张今年50多岁了，患高血压已经有好几年的历史了，经常感觉头晕、头痛，老是忘东忘西，还时常睡不着觉。他一直靠吃降压药来维持，血压也是忽高忽低，而且耳朵也经常性出现耳鸣，特别容易烦躁发脾气。这段时间，老张的血压又升高了。

经过观察，我发现老张脉象弦而有力、舌红、苔薄黄，又结合他头痛、头晕、夜眠不宁、烦躁易怒的症状，我认为他属于肝阳上亢型高血压。

我询问老张平时的生活、饮食情况，他说平时喜欢抽点烟，很少出去走动，一般和老伴待在家里看电视。我告诉老张，吸烟容易导致血压升高，还容易引发其他并发症。

高血压是慢性病，鉴于中医食疗在调理血压上有良好功效，我给老张推荐了决明子茶，长期坚持可稳定血压。另外，我还建议他减少钠盐、动物脂肪的摄入；多锻炼身体，多打打太极、散散步；每天坚持量血压，按照医嘱定时吃药。

## / 最 灵 偏 方 /

### 决明子茶

准备决明子250克，蜂蜜3毫升。将决明子放入杯中，用开水冲泡，待温时再加入蜂蜜，调匀即可，可长期代茶饮用。

◎决明子可清肝明目、调脂降压，配上蜂蜜，味道甜美，本方适宜高血压患者饮用，可治疗高血压引起的头痛、目昏等症。

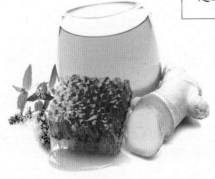

蜂蜜

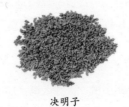

决明子

# /更多偏方连连看/

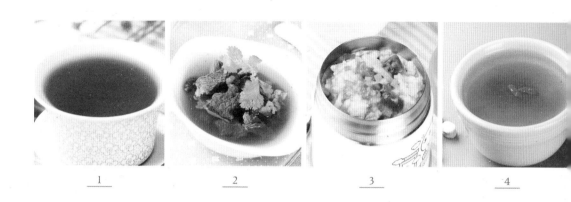

1　　　　2　　　　3　　　　4

## ① 冬瓜皮决明子茶

冬瓜皮 30 克，决明子 15 克。将冬瓜皮、决明子加入适量清水煎汤，代茶饮。

◎本方可清热散风，治高血压。

## ② 山楂降压汤

山楂 15 克，猪瘦肉 200 克，姜片、葱段各适量，鸡汤 1000 毫升，盐、食用油各适量。瘦肉洗净，余去血水，切片。油锅爆香姜、葱，加入鸡汤，烧沸后下入瘦肉、山楂、盐，用小火炖 50 分钟即成。

◎本方可滋阴潜阳、化食消积、降低血压。

## ③ 皮蛋淡菜粥

皮蛋 1 个，淡菜 50 克，大米 100 克，盐少许。皮蛋去皮、切块，淡菜浸泡、洗净，同大米共煮成粥，按个人口味加少许盐调味，每日早晨空腹食用。

◎本方可清心降火，对高血压、耳鸣、眩晕、牙齿肿痛有食疗作用。

## ④ 平肝降压汤

天麻、杜仲、桑寄生、黄芩、益母草、山栀、茯神各 10 克，钩藤、川牛膝各 12 克，生石决明 18 克。将上述药材用水煎服，每日 1 剂，每日 3 次。

◎此方平肝潜阳，治肝阳上亢型高血压引起的头胀头痛、眩晕、急中易怒、面红目赤、口干口苦、尿黄便结、舌红苔少黄。

# 低血压·常喝参麦饮补气养阴

　　芳芳来的时候，脸色蜡黄，好像缺乏营养，而且精神欠佳。经过了解，才知原来是她血压偏低的原因。她说，以前她身材肥胖，在同事中特别没有自信，于是开始疯狂地节食减肥。几个月后，她如愿地瘦下来了。为了保持身材，她选择继续节食，还经常熬夜。就这样持续了一年的时间，她渐渐出现了头晕眼花、全身疲惫的症状。

　　经过检查，我发现她舌红少苔，脉象细弱，属气阴两虚型低血压。我告诉芳芳，低血压多与先天不足、后天失养、劳倦伤正、失血耗气等有关，因为她长期节食减肥，工作压力大，导致气血亏虚，出现体倦乏力、营卫不和，所以引起低血压。

　　中医食疗法对低血压有较好的治疗效果，通过补益气血、滋阴助阳的食物，能达到平衡阴阳、调节血压的作用。我给芳芳推荐了参补饮，特别适用于气阴两虚型低血压患者。另外，我还嘱咐她养成良好的饮食习惯，多吃滋补食物，多喝水，多休息，劳逸结合。

## ／最灵偏方／

### 参麦饮

准备人参 6 克，麦冬 15 克，五味子 9 克。将上述药材用水煎服，每日 1 剂，坚持 1 周。

◎人参能大补元气、复脉固脱，麦冬养阴生津、润肺清心，五味子可益气生津、补肾养心，此方能补益气血，经常服用，可缓解头晕、乏力等低血压症状。

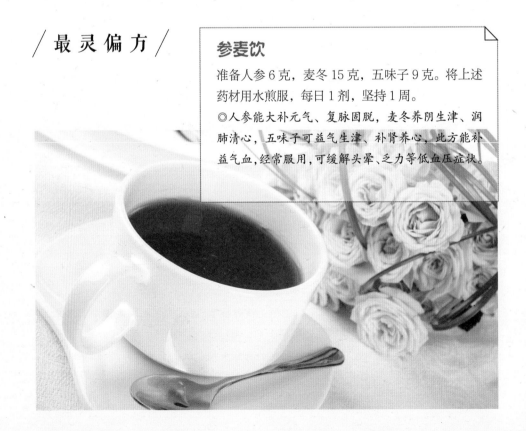

# /更多偏方连连看/

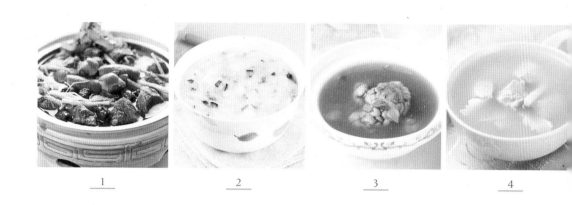

1　　　　　2　　　　　3　　　　　4

## ① 大枣羊肉汤

当归、大枣各50克，羊肉250克，生姜15克，盐适量。将羊肉、生姜片、大枣加水用小火熬成3碗，加盐调味，另煎当归汁24毫升。将药汁、羊肉汤分别依次饮用，每日2次。

◎可补益气血，对低血压性眩晕有较好的食疗效果。

## ② 鲫鱼糯米粥

鲫鱼500克，糯米100克，葱花适量，盐少许。将鲫鱼处理干净，切片，与糯米同入锅，加水煮至粥熟，加盐调味，撒上葱花即可，每周2次。

◎此粥可补虚，增强食欲，适合低血压者。

## ③ 天麻炖猪脑

天麻10克，猪脑1个，姜片、葱花、枸杞各少许，盐适量。将猪脑处理干净，同天麻、姜片一同放入瓦罐内，加入适量清水炖熟，加盐调味，撒上葱花、枸杞即可食用，每日或隔日1次。

◎本方对治疗低血压有较好的食疗作用。

## ④ 党参黄精瘦肉汤

党参、黄精各30克，甘草10克，猪瘦肉80克，盐适量。将猪瘦肉洗净，入开水锅中汆去杂质，再同党参、黄精、甘草一起煮汤，加盐调味，即可食用。

◎本方可补气升压，治低血压引起的头晕、气短、自汗等症。

# 糖尿病 · 玉竹人参饮有奇效

　　张阿姨去年被查出患上了糖尿病，医生给张阿姨开了药，叮嘱她注意一些日常生活细节，但是每天的口干、口渴、尿频等症状，让张阿姨心情很烦躁，情绪也变得悲观起来。

　　经过诊治，我发现张阿姨脉象洪大，舌质红而少津，舌苔薄黄，综合口渴多饮之症，应属于肺热伤津之证。糖尿病的形成与素体阴虚、饮食失节、情志失调、劳欲过度等因素有关，病变脏腑在肺、胃、肾。目前，还没有办法治愈这一疾病，但可以通过一些偏方来减轻不适感，对糖尿病也可起到一定的舒缓作用。

　　我给张阿姨推荐了一个民间老偏方：玉竹人参饮，对糖尿病患者特别有效。另外，我告诉张阿姨，糖尿病并不可怕，只要坚持治疗，病情是可以得到缓解的。而且将常用药物和偏方结合起来，可最大程度上平稳血糖并减少并发症的概率。平时要注意控制饮食，忌暴饮暴食，忌高糖、油腻、辛辣之品，多进行户外活动，保持愉快的心情。

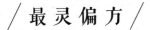

## 最灵偏方

### 玉竹人参饮

准备黄芪50克，人参、菟丝子、女贞子各15克，玉竹、玄参、天冬、枸杞各20克，生地、山药各25克。将上述药材用水煎服。

◎此方能补益肝肾、滋阴润燥、益气生津，适用于糖尿病日久气阴不足者。

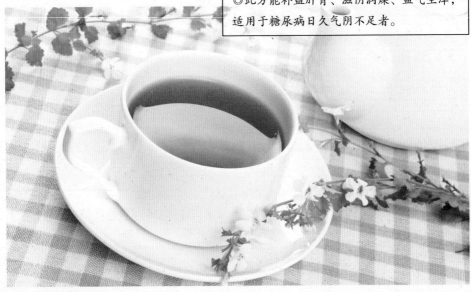

# 更多偏方连连看

## ① 茯苓山药炒鸡片

茯苓、蛋清、红椒片、葱花各适量，山药片60克，鸡肉片100克，盐、食用油各适量。茯苓碾粉加水调浆，鸡肉片调以蛋清、盐、茯苓粉浆，用油略炸。将山药片、鸡肉片、红椒片炒熟，加盐、葱花即可。

◎可健脾补肺、降血糖。

## ② 玉米炒蛋

玉米粒、胡萝卜丁各100克，鸡蛋1个，青豆10克，盐、食用油各适量。鸡蛋炒熟待用，起油锅，下胡萝卜丁、玉米粒、青豆炒变色，放入鸡蛋、盐即可。

◎本品有降血糖、降血压和健脾养胃等功效。

## ③ 蚕茧滋阴汤

蚕茧30～50克，生地、知母各50克，黄精、天冬、白术、天花粉、葛根各15克，鸡内金20克，肉桂3克，红花5克，黄连2克。将上述材料以水煎服。

◎此方具有固本培元、补益气血等功效，适用于常见症状消失而血糖、尿糖反增的糖尿病患者。

## ④ 黄精白茅根饮

黄精50克，白茅根30克。将上述药材一同研成细末，每次取5～7克用开水送服，每日2次。

◎此方可降血糖、解消渴，对糖尿病有很好的疗效。

## ⑤ 西芹炖南瓜

西芹150克，南瓜200克，姜、葱各适量，盐、食用油各少许。将西芹洗净切段，南瓜洗净去皮，切片。用油起锅，放入西芹段、南瓜片稍炒，加适量水炖熟，加入葱、姜，下盐调味即可。

◎本品具有降血糖、降压降脂、清热利尿等功效。

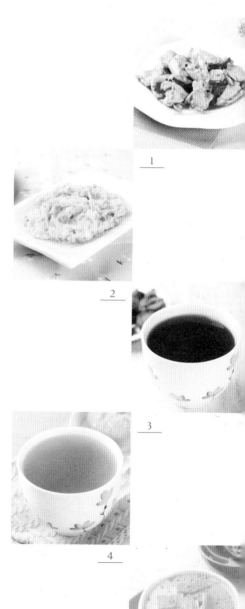

1

2

3

4

5

# 脂肪肝 · 常喝山楂首乌消脂茶

易先生是一家销售公司的经理，由于工作需要，他三天两头都得出去陪客户。为了提升业绩，他想尽各种办法讨好客户，如陪客户吃大餐、喝酒、唱歌等。年底公司组织体检，结果查出他得了脂肪肝。

经过诊治，发现他舌质淡红、苔厚白腻、脉濡缓，属于痰湿内阻型脂肪肝。中医认为，痰湿内阻型脂肪肝多因患者嗜酒无度或嗜食肥甘厚味致湿热内蕴，聚湿生痰，血液黏稠，血脂过高，痰湿瘀滞而致，常表现为右肋胀满、嗳气恶心、食少纳呆、大便溏薄等。

我特地给易先生开了一道方子：山楂首乌消脂茶，常饮可防治脂肪肝。另外，我还叮嘱易先生，尽量少喝酒，少抽烟，少吃富含脂肪和糖类的食物，以免造成体内脂肪过剩。饭后要多走动，可以每天散步或慢走半个小时，加速体内脂肪的燃烧。保持开朗的心情，不暴怒，少气恼，注意劳逸结合。

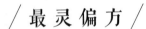

/ 最灵偏方 /

## 山楂首乌消脂茶

准备山楂 15 克，何首乌 10 克。将山楂、何首乌分别洗净、切碎，一同放入锅中，加入适量清水，浸泡 2 小时，再煎煮 1 小时，然后去渣取汤当茶饮用。

◎可降压降脂、软化血管，常饮可治脂肪肝。

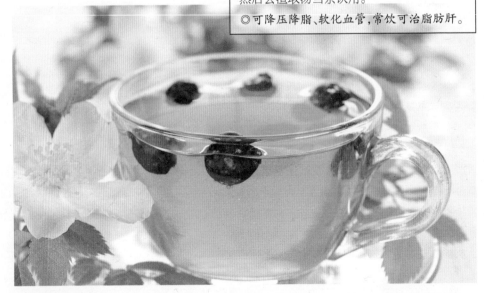

# /更多偏方连连看/

## ① 黑芝麻茯苓粥

大米 100 克，茯苓 15 克，黑芝麻 10 克。将大米洗净备用。将茯苓捣碎，浸泡半小时后煎取药汁，共煎两次，将两次汤汁混合后，加入大米中，放入黑芝麻，熬成稀粥。

◎本方适用于脂肪肝。

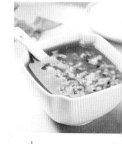

## ② 丹红黄豆汁

丹参 100 克，红花 50 克，黄豆 1000 克，冰糖适量，黄酒少许。将丹参、红花煎水取汁。将黄豆浸泡好后，入锅加水和少许黄酒，煎水取汁，与药汁混合，入冰糖蒸 2 小时即可。

◎本方可以活血化瘀，适用于瘀血阻络型脂肪肝。

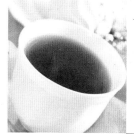

## ③ 香菇降脂方

香菇 80 克，高汤适量，盐、食用油各少许。将香菇洗净，入锅用油和盐炒过，加入高汤，煮沸即可。

◎香菇含有丰富的纤维素，能促进胃肠蠕动，减少肠道对胆固醇的吸收，起到降脂护肝的功效。

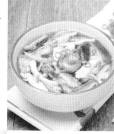

## ④ 茵陈玉米须

玉米须 100 克，茵陈 50 克，山栀子、郁金各 25 克。将上述材料用水煎，去渣饮用。

◎本方可以清利湿热，用于治黄疸型肝炎、脂肪肝，有降低血脂之作用。

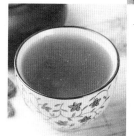

## ⑤ 清肝疏肝方

柴胡、三棱、莪术、川楝子各 8 克，茵陈、虎杖、鸡骨草、制鳖甲（先煎）、决明子、泽泻、白术各 10 克，生牡蛎（先煎）30 克。水煎，分 3 次服。

◎本方清肝利湿、软坚化积，对脂肪肝有疗效。

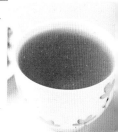

# 便秘·香蕉蜂蜜汁要常喝

元元是一名办公室白领，每天坐在电脑前工作，很少活动，她还喜欢吃辛辣、油炸食品。上厕所时拿着手机刷屏，一待就是半个小时。没过多久，她就发现自己便秘了，好几天不排一次大便。去药店买了一盒清肠药，吃完后大便顺利排出来了，但是几天后，她又便秘了！

经过观察，我发现元元有点口臭、舌红苔黄、脉弦数，属于胃肠燥热型便秘，这种便秘多表现为大便干结，数日排一次，腹胀腹痛，口干口臭等。中医认为燥热内结，肠胃积热，或热病伤肠，肠道津枯，或乳食积滞，结积中焦，或气血不足，肠道失于濡润等，均可引起大便秘结。元元每天久坐不动，经常吃难以消化的食物，上厕所不专心，由此造成便秘。

我向元元推荐一个食疗偏方：香蕉蜂蜜汁，坚持 1 个星期即可见效。

另外，我告诉元元，要想彻底治好便秘，关键要改善饮食结构，改正不良的生活习惯。平时养成定时排便的好习惯，排便时集中注意力，避免用力排便；少吃油炸类食品，多吃水果和蔬菜，增加饮水量促进排便；在办公室多活动活动，不要长时间久坐。

元元回去后就采用了我说的偏方，经过一段时间的调理，大便通畅了，脸上的痘痘也不见了，再也没有便秘了。

## / 最 灵 偏 方 /

### 香蕉蜂蜜汁

准备香蕉 1 根，蜂蜜适量。将香蕉去皮，切段，放进榨汁机中榨汁，将汁倒入杯中，加入蜂蜜调匀即可饮用。早晚各 1 次，坚持服用 1 个星期。

◎香蕉可清热、促肠胃蠕动，蜂蜜可调补脾胃、润肠通便，此方可用于经常便秘的患者。

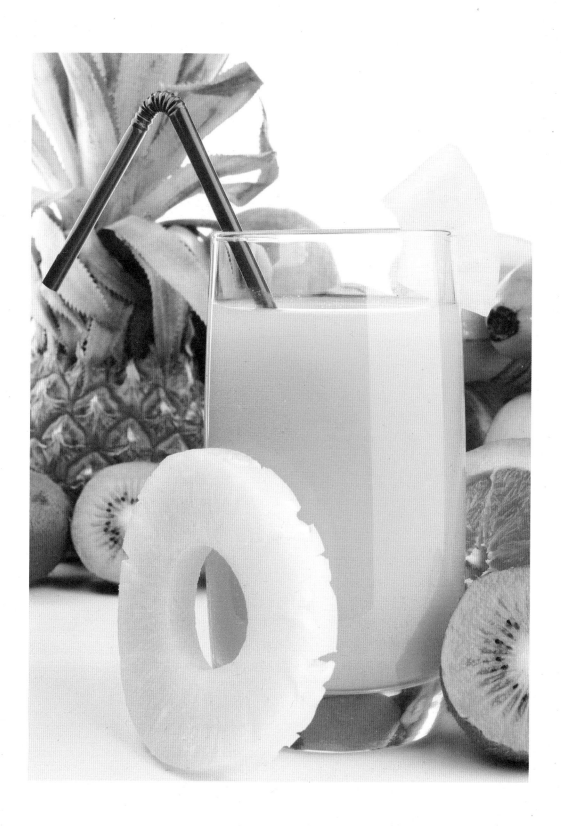

# /更多偏方连连看/

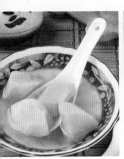 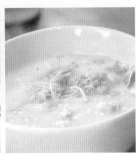 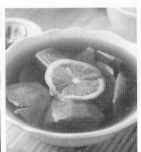 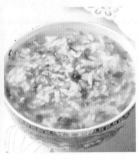

1　　　　　2　　　　　3　　　　　4

### ① 木瓜蜂蜜水

木瓜 100 克，蜂蜜 6 毫升。将木瓜洗净去皮，切块，入锅中加入适量清水用大火炖熟，调入蜂蜜即可。

◎本方可以润燥滑肠、清热解毒，用于大便秘结、下血等症。

### ② 猪肉粳米粥

猪里脊肉 100 克，粳米 150 克，姜丝、葱花各少许，盐适量。先将猪里脊肉切成小块，稍炒备用。砂锅中加入适量水，加入粳米、猪肉块煮粥，待粥熟时下入盐，再煮 1～2 沸，撒上姜丝、葱花，早晚空腹食用。

◎本方适用于热病伤津之便秘。

### ③ 薯枣汤

红薯 200 克，大枣 50 克，蜂蜜适量。将红薯洗净去皮，切块后放入锅中，加水和大枣煮熟，加入蜂蜜，再用小火煮 5～10 分钟，待冷却后即可服用。

◎本方可以滋脾和胃、润肠通便，对于治疗老年人习惯性便秘有显著的效果。

### ④ 菠菜粳米粥

菠菜、粳米各 250 克，黑芝麻 20 克，盐适量。将洗净切碎的菠菜与黑芝麻、粳米加水煮粥，加盐调味。

◎本方补血润肠、补中益气，适用于便秘患者。

## 中医疗法小窍门

# 刮痧特效穴 | 脾俞、肝俞、大肠俞

脾俞穴健脾和胃、利湿升清，可治疗腹胀、呕吐、消化不良等症。肝俞穴可清利肝胆、补血消瘀。大肠俞疏调肠腑、理气化滞，对肠炎、痢疾、便秘等症有良好的效果。刮拭以上穴位，可调理胃肠功能，有效缓解便秘。

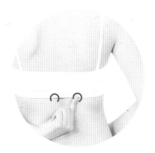

### 脾俞穴

➡ **定位**

位于背部，当第11胸椎棘突下，旁开1.5寸。

➡ **刮痧方法**

用刮痧板刮拭脾俞穴30次，力度适中，对侧以同样手法操作。

### 肝俞穴

➡ **定位**

位于背部，当第9胸椎棘突下，旁开1.5寸。

➡ **刮痧方法**

用刮痧板刮拭肝俞穴30次，力度均匀，对侧以同样手法操作。

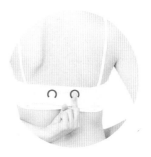

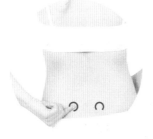

### 大肠俞穴

➡ **定位**

位于腰部，当第4腰椎棘突下，旁开1.5寸。

➡ **刮痧方法**

用刮痧板刮拭大肠俞穴30次，对侧以同样手法操作。

# 水肿·鲫鱼冬瓜皮汤健脾瘦身

　　小真有一件烦心事，每次来月经时身体会出现水肿，严重时手和脚都会有明显的肿胀感，用手按还会凹下，穿鞋子会紧。平常出现这种情况的次数比较少，水肿也是随着例假结束就会慢慢消失。

　　我发现小真的脸明显肿胀、发亮，眼皮也是水肿的。我告诉小真，水肿的原因有很多，营养不良会引起水肿，心脏、肾、肝脏疾病也会导致水肿，女性妊娠后期和经期时也可能会出现水肿。她正是属于经期水肿，中医上称为经行水肿或经来遍身水肿，多因脾肾阳虚，气化不利，水湿不运，或因肝气郁滞，血行不畅所致。

　　我推荐她食用一个简单的偏方：鲫鱼冬瓜皮汤，消退肿胀效果明显。另外，我还提醒小真，饮食要以清淡为佳，保持营养均衡，水果和蔬菜可以多吃一些，多吃薏米、红豆等帮助排水利尿的食物，少吃煎炸食物。晚餐不宜吃过饱，睡前不宜喝过多的水。

## / 最灵偏方 /

### 鲫鱼冬瓜皮汤

准备鲫鱼1条，冬瓜皮60克，薏米30克，盐少许。将鲫鱼处理干净，同冬瓜皮、薏米一同煮汤，待冬瓜皮、薏米熟烂后，加盐调味食用。1天2次，7天为一个疗程。

◎此方能利尿消肿，用于慢性、急性水肿。

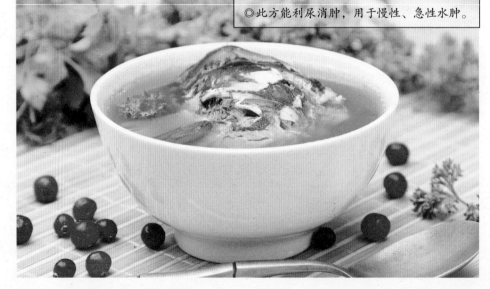

# / 更多偏方连连看 /

## ① 白茅根水

鲜白茅根 500 克。每次取鲜白茅根去净皮与节间小根，水煎服用。

◎此方可以治小便不利、湿热水肿。

## ② 鲤鱼赤小豆

鲤鱼 500 克，赤小豆 15 克，商陆 9 克。将鲤鱼处理干净，将赤小豆、商陆洗净，置于鱼腹内，开口处扎紧，放锅内水煮，鱼熟肉烂后饮汤，不吃鱼肉。

◎本方有补虚、利尿消肿等功效，用于体虚水肿的调养和治疗，包括营养不良性水肿和慢性肾炎水肿。

## ③ 鸭肉粥

鸭肉、粳米各 100 克，姜丝、葱花各少许，盐适量。先将鸭肉切细煮至熟烂，再加入粳米一同煮粥，撒上姜丝、葱花，加盐调味即可。

◎此方有补益脾胃、利尿消肿、滋阴养血等功能，适用于功能性水肿。

## ④ 芪豆汤

赤小豆 100 克，黄芪 10 克。将赤小豆先淘洗干净，用清水浸泡 2 小时，再与黄芪一同入锅，加水煎至豆烂为止，放凉后食用。

◎此方有健脾利水、清热除湿、消肿解毒等功效，适用于水肿患者。

## ⑤ 五苓片

茯苓、猪苓、泽泻、白术各 15 克，桂枝 6 克。将上述药材用水煎服。

◎此方有通阳化气、健脾、利水之功效，主治小便不利、水肿等症。

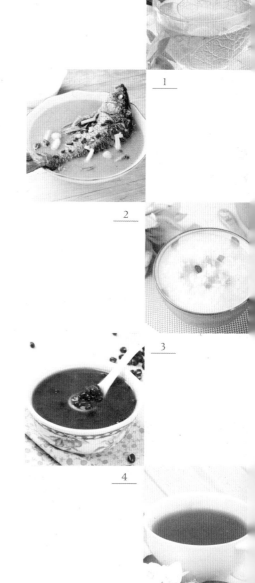

1

2

3

4

5

# 神经衰弱·灵芝银耳汤有妙用

　　小语在一家文化公司做策划，这几天为赶策划稿，她连续加班几天，白天晚上都在想着怎么改稿。这下，她的作息全部打乱了，精神状况也不好了，早上早早地醒来，晚上睡不着，白天一到公司就昏昏欲睡，提不起精神来。

　　我发现小语舌质红、苔黄厚、脉滑数，便问她是否有腹胀、头痛、食欲不佳、大便干结等症状，她说确实有。综合以上情况，我判断她得的是痰热内扰型神经衰弱。神经衰弱是指由于长期处于紧张和压力下，出现精神易兴奋和脑力易疲乏现象，常伴有情绪烦恼、易激惹、睡眠障碍、肌肉紧张性疼痛等。中医学认为神经衰弱可由意志薄弱、思虑太过、惊恐郁怒、劳逸失调等原因引起。

　　我给小语推荐一个制作简单却有效的老偏方：灵芝银耳汤，已经过多次验证，可帮助改善神经衰弱，有益于身体健康。

## ╱ 最 灵 偏 方 ╱

### 灵芝银耳汤

准备灵芝 10 克，水发银耳 20 克，鸡蛋清 1 个，冰糖适量。先将灵芝洗净切薄片，加入清水，用小火慢蒸，取汁 2 次，待用。将冰糖入开水锅中化开，倒入鸡蛋清搅匀，将汤汁盛于蒸碗内，加入灵芝汁、银耳，用保鲜膜封住，蒸约 2 小时，即可食用。

◎此汤滋补强壮、固本扶正，适合治疗神经衰弱等症。

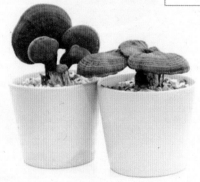

灵芝

银耳

# /更多偏方连连看/

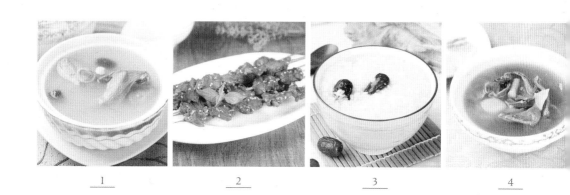

| 1 | 2 | 3 | 4 |

## ① 灵芝乳鸽汤

灵芝 60 克，大枣 12 颗，乳鸽 2 只，盐适量。将上述材料煮汤，加盐调味，即可食用。

◎乳鸽富含优质蛋白，灵芝是宁神定志、益智补脑的佳品，两者共用，对神经衰弱、失眠健忘有很好的疗效。

## ② 烤鸡心

鲜玫瑰花 50 克（干品 15 克），鸡心 500 克，芝麻少许，盐适量。先将玫瑰花放在小锅中，加入食盐和适量水煎煮 10 分钟，待冷备用。鸡心洗净，切块，用竹签穿在一起后，蘸玫瑰盐水反复在火上烤炙，撒上少许芝麻，趁热食用。

◎本方养血安神，适用于神经衰弱、症见惊悸失眠等症。

## ③ 大枣柏子小米粥

小米 100 克，大枣 10 颗，柏子仁 15 克，盐适量。将小米、大枣、柏子仁入锅，加入适量清水煮粥，加盐调味食用。

◎可健脾养心、益气安神，适合心神不宁、失眠多梦的神经衰弱患者食用。

## ④ 党参炖猪心

猪心 1 个，党参 15 克，丹参 10 克，姜片少许，盐适量。将党参和丹参用纱布包好，加水与猪心、姜片共炖熟，加盐调味，吃肉饮汤，日服 1 次。

◎本方用于神经衰弱及气血虚弱引起的心悸、多梦、失眠等症。

# 贫血·就吃益气芝麻粳米粥

　　小荣是一个身材瘦弱的姑娘，她怎么吃都不胖，而且还有贫血的毛病，经常感觉头晕、乏力，气色也很差。去医院检查是缺铁性贫血，医生开了补血药，连续吃了一个月后，贫血状况只得到一定程度的改善，但还是会觉得头晕、乏力。

　　经过诊治，我发现小荣血气不足，还有明显的低血糖症状，因为体内血糖不足，所以容易出现头晕、乏力，确实属于缺铁性贫血。从中医的角度上讲，缺铁性贫血多由于长期慢性肠胃疾患，或长期失血、妊娠失养，加之饮食失调，导致脾胃虚弱，运化失职，水谷精微的减少，生血资源不足，不能充养五脏六腑、肌肉筋骨，故有一系列血虚见证。

　　小荣之前吃了一个月的补血药，现在的情况不是很严重，于是我建议她食用芝麻粳米粥。我还嘱咐小荣，贫血患者还要加强日常饮食营养，做到营养均衡，多吃新鲜蔬菜水果及富含铁的食品。此外，应保持心情舒畅，避免剧烈活动和过度劳累。

/ 最灵偏方 /

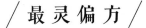

### 益气芝麻粳米粥

准备黑芝麻 15 克，粳米 30 克。先将黑芝麻炒熟研成粉，同粳米一起放入锅中，加适量清水同煮成粥食用，坚持 2 个星期。

◎此方能补气生血，主治血虚、面色无华、四肢无力、爪甲不荣等症。

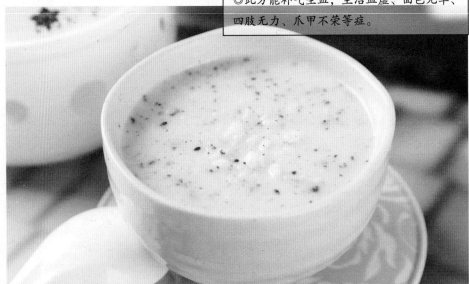

# /更多偏方连连看/

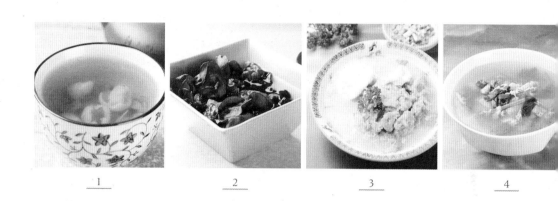

1        2        3        4

### ① 龙眼肉

龙眼 30 粒，白糖少许。将龙眼洗净去壳取肉，加两碗水倒入锅内，煮沸 5 分钟即可，最后加少许白糖调匀，即可食用。

◎本方可以补血，适用于贫血患者。

### ② 黑木耳枣汤

黑木耳、大枣各 15 克，冰糖适量。将大枣用温水泡发并洗净，放入小碗中，加入水、黑木耳、冰糖，将碗放置锅中蒸约 1 小时。

◎本方可以和血养荣、滋补强身，对贫血有食疗作用。

### ③ 猪肉蛋枣汤

猪肉 50 克，大枣 10 颗，鸡蛋 1 个，盐适量。将猪肉和大枣放入锅中，加适量清水，打入一个鸡蛋共煮，加盐调味。

◎本方可以滋阴养血，用于失血性贫血症。

### ④ 菠菜鸡蛋汤

菠菜 60 克，羊肝 100 克，鸡蛋 1 个，姜丝少许，盐适量。将菠菜洗净，切段，羊肝洗净，切片。锅中注入适量清水烧开，放入菠菜，水再煮沸后放入羊肝，加入姜丝、适量盐，打入鸡蛋卧煮，待熟即可食用。

◎本方可以补虚损、理气血，经常食用能改善贫血状况。

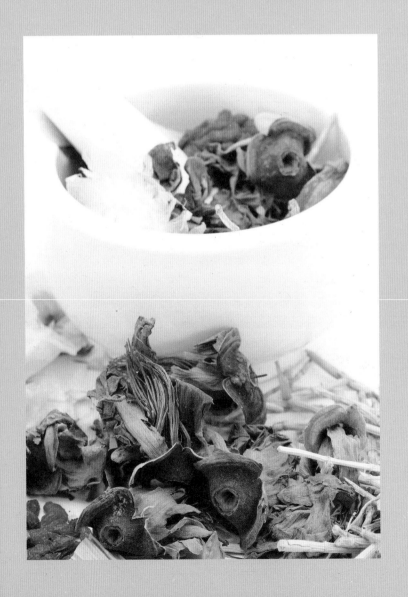

# CHAPTER 04

# 外科调理方，
## 日常伤痛速见效

生活中的意外让人防不胜防，
像落枕、腰扭伤、跌伤等突发状况，
寻医问药不一定来得及时，掌握一些小偏方，
却能在危急时刻帮上一把，能尽快缓解疼痛。
本章选取了日常生活中极易遇见的 7 种病痛，
以故事的形式，讲解了对应的调理方法，
让你告别病痛的折磨，在家里也能享平安。

# 落枕·食醋热敷法可救急

今天，小强妈妈带着小强过来了，小强一直喊脖子疼，小强妈妈说："这孩子睡觉一直不老实，今天早上起床我看到他是斜躺着的，被子也被蹬在了一边，这不一起床就喊脖子疼，说是脖子转不过来。"

我检查了一下，确定小强是落枕了，这与他的不良睡眠姿势和晚上受凉有关。晚上长时间保持一个睡姿，很容易引发落枕。从中医的角度来说，夜间阳气渐衰、阴气渐盛，如果夜间睡眠时不注意保暖，也极容易受邪导致脉络受阻进而出现落枕。

针对小强的情况，我给他们推荐食醋热敷法。中医认为，"温则通，通则不痛"，所以将热的物体敷在疼痛部位可消除和缓解疼痛，热敷尤其适宜治疗各种寒性病症。

另外，我还告诉他们预防落枕的方法。首先，睡觉姿势要端正。其次，做好防寒保暖的工作，睡觉时被子要盖好颈部。然后，平时可多食用骨头汤，还可多活动活动颈部。

/ 最 灵 偏 方 /

### 食醋热敷法

准备食醋100毫升。将食醋加热至不烫手为宜，然后用干净的纱布蘸湿热醋，放在颈背痛处热敷，痛处保持湿热感，同时揉按颈部，每次20分钟，每日2～3次，2日内可治愈。

◎此方法可疏风散寒、通络止痛，对缓解落枕有明显的疗效。

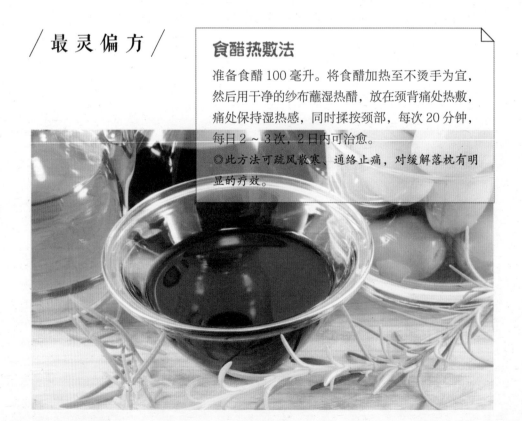

# /更多偏方连连看/

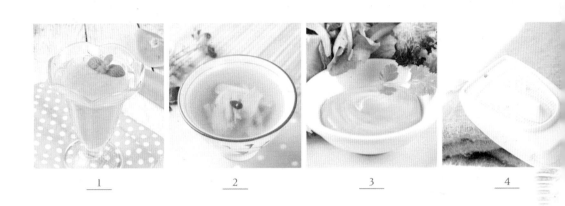

1   2   3   4

## ① 活血强筋方

木瓜1个，乳香、没药各6克，黄酒适量。木瓜挖小孔去掉瓜瓤及籽，将乳香、没药置入瓜内，盖好孔洞，上笼蒸3~4次，每次20分钟，蒸后凉凉，捣烂如泥，温黄酒送服，每次10克，每日1次。

◎本方治落枕、颈项强直、转动失灵等。

## ② 祛风活血汤

党参、黄芪各15克，蔓荆子10克，黄柏、白芍各6克，升麻4克，炙甘草3克。将上述药材洗净，加入适量清水煎煮，取汁服用，每日1剂。

◎此方能祛风活血，对落枕有效。

## ③ 松香樟脑膏

松香500克，樟脑350克，朱砂30克。先将松香、樟脑在砂锅内炸化，继用朱砂调和，摊贴布上，贴于患处。

◎本方可祛风止痛，治脖子周转不灵。

## ④ 热敷法

采用热水袋、电热手炉、热毛巾及红外线灯泡照射对患处进行热敷。

◎此方可起到止痛作用，可缓解落枕。

# 颈椎病·小小电吹风来帮忙

　　王梅是一个杂志公司的编辑，长期伏案工作，让她落下了颈椎疼痛的毛病。尤其是最近几天，她总感觉脖子、背部、手臂酸疼。

　　通过问诊，我得知王梅还有手指酸胀、畏寒喜热等症状，综合她舌淡红、苔薄白、脉细弦的情况，她得的是寒湿阻络型颈椎病。从中医的角度来说，颈椎病属于"痹症""头痛""眩晕""项筋急""颈肩痛"的范畴，多因外伤或感受风寒湿邪，以致筋骨劳伤、气血瘀滞或痰瘀阻络。颈椎病的症状较为复杂，多数患者开始症状较轻，以后逐渐加重。轻者头部、颈部、手臂、背部会有疼痛麻木的感觉，严重的还会四肢瘫痪、大小便失禁等。

　　我给王梅推荐了电吹风温敷法，在操作中要注意两点：一是要用更换冷热开关的方式，轮流吹冷热风效果会更明显，但要避免使用强风。二是使用时还需注意风力和使用的次数，避免过热灼伤皮肤，同时需避免使用过于频繁而对身体造成伤害。

## / 最灵偏方 /

### 电吹风温敷法

准备 1 个电吹风。用电吹风向脖子、背部、手臂酸疼的部位吹送舒适温度的热风，用更换冷热开关的方式，反复做冷热风的交互刺激。每次 30 分钟，1 天 2 次，坚持 2 ~ 3 天。

◎此方法可改善血液循环，缓解肌肉痉挛，消除肿胀以减轻肩颈疼痛的症状。

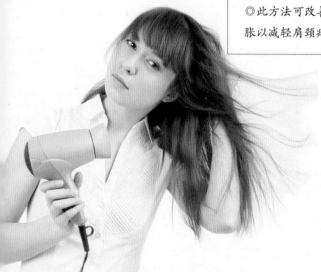

# /更多偏方连连看/

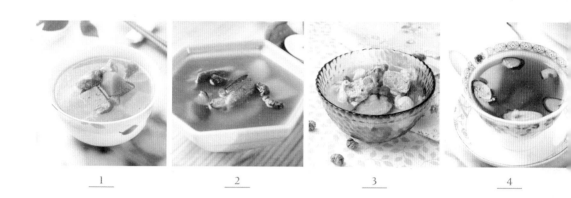

1  2  3  4

## ① 木瓜煲羊肉

木瓜块、羊肉各 300 克，伸筋草 15 克，盐、胡椒粉、味精各适量。羊肉洗净，余水切块，加入适量清水大火煮沸后转小火，煲至七成熟时放入木瓜块、伸筋草，煮熟后加入盐、胡椒粉、味精调味即可。

◎本方可强筋健骨、活血通络、祛风除湿，对颈椎病、风湿性关节炎等均有疗效。

## ② 山药鳝鱼汤

鳝鱼 2 条，山药 25 克，枸杞 5 克，补骨脂 10 克，葱段、姜片各 2 克，盐适量。将上述食材煮汤，加盐调味食用。

◎此汤具有行气活血、补肾壮骨等功效，适合颈椎病患者、腰膝酸痛患者食用。

## ③ 羌活川芎排骨汤

羌活、独活、川芎、鸡血藤各 10 克，党参、茯苓、枳壳各 8 克，排骨 250 克，姜片 5 克，盐适量。将食材煮汤，加盐调味即可。

◎此汤有散寒除湿、行气活血、益气强身等功效，适合颈椎病患者食用。

## ④ 桂枝防风饮

桂枝、防风、威灵仙各 12 克，葛根、白芍各 15 克，炙甘草 6 克，生姜 4 片，大枣 5 颗。将上述材料用水煎服，每日 2 次。

◎此方祛风散寒、调和营卫，主治风寒袭表型颈椎病。

# 腰扭伤·大黄化瘀贴外敷效果佳

　　王平来的时候，腰部略弯，脸上现出痛苦的表情。原来，他昨天帮朋友搬家，仗着力气大，用力一使劲，却把腰闪了，今天早上醒来，腰痛得更厉害了，连行动都不便了。

　　我从冰箱中取出冰块，用纱布包着，敷在王平的腰部疼痛处，帮他止痛。不一会儿，王平的脸色渐渐舒缓过来了，腰部的疼痛也稍稍减轻了。

　　腰扭伤是一种常见的外伤，多见于青壮年体力劳动者，发病的原因有姿势不正、用力过猛及外力碰撞等。我仔细察看了王平的腰部，觉得情况不是特别严重，只需在家卧床休息几天，再配上一道大黄化瘀贴敷在腰部的痛处，加快瘀血消散，便会痊愈。

　　生活中若发生突发性的腰扭伤，首先要躺下休息，最好睡硬床，不要睡软床。同时，躺时要让腰放平，膝盖下放一个枕头，将腿蜷起来平躺在床上。如果家中有新鲜生姜，可将姜片烤热后贴在扭伤处，也有止痛疗伤的效果。

## ╱ 最 灵 偏 方 ╱

### 大黄化瘀贴

准备大黄 6 克，葱白 30 克。将大黄研成细末，葱白捣成泥，将两者混匀，入锅内炒热，再贴敷在痛处，每日换 1 次，坚持 1 个星期。

◎大黄有攻积滞、祛瘀等功效，葱白可发汗解表，此方可活血化瘀，适用于腰扭伤者。

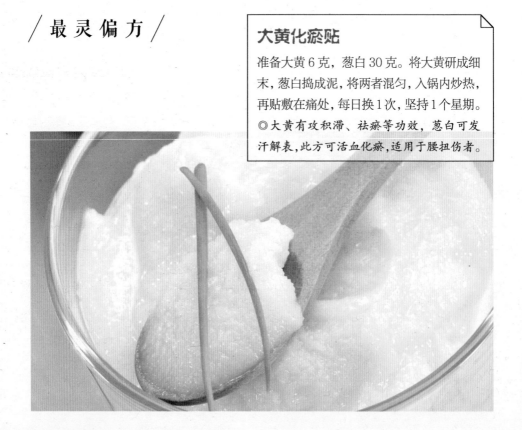

# / 更 多 偏 方 连 连 看 /

## ① 菠菜黄酒

菠菜 500 克，黄酒适量。将菠菜根洗净，捣烂，用
干净纱布绞汁，每次取汁 100 毫升，用黄酒冲服，
每日 2 次。

◎此方对腰扭伤有一定的食疗作用。

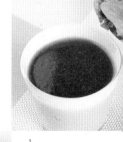

1

## ② 核桃仁红糖酒

核桃仁 60 克，红糖 30 克，黄酒 30 毫升。锅中注
入适量清水烧开，放入核桃仁、红糖，改小火煎熬，
待汤汁变色时，再兑入黄酒，搅匀起锅，盛入容器中，
待温时服用。

◎此方可治腰扭伤。

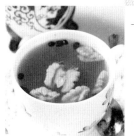

2

## ③ 桃仁红花方

桃仁、红花各 12 克，泽兰、木瓜、延胡索各 15 克，
续断、川芎、川牛膝、甘草、木香、小茴香各 10 克。
将上述药材洗净，加入适量清水煎煮，滤取汁液，
待温时服用。

◎此方可补肾壮腰、理气止痛，用于治疗腰扭伤。

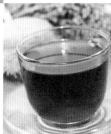

3

## ④ 红花白芍方

红花 30 克，白芍 10 克，乳香、没药各 8 克，将上
述药材用水煎服。

◎此方可行气活血，对腰扭伤有效。

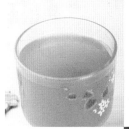

4

## ⑤ 花粉方

天花粉 100 克，红花 15 克，米酒适量。将上述材
料用水煎，兑米酒适量温服。

◎天花粉可清热消肿，红花可活血化瘀，此方消肿
散瘀功效明显，可治疗腰扭伤。

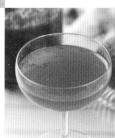

5

# 骨质疏松·豆腐排骨汤来补钙

吴芳 30 多岁，前不久在浴室不小心跌倒，一下骨折了。后来痊愈去医院复查时，医生说她患有轻微的骨质疏松，骨质疏松不是中老年人才得的病症吗，吴芳百思不得其解。

我告诉吴芳，骨质疏松一般以中老年人和绝经后的女性居多，但现在有年轻化的趋势，与年轻人不健康的生活、饮食习惯密不可分，如抽烟、喝酒、熬夜、缺乏锻炼、久坐不动等。此外，很少晒太阳容易造成体内的维生素 D 含量偏低，导致骨骼严重缺乏钙而逐渐软化。

出现骨质疏松的症状后，合理的膳食调养能帮助患者改善症状。我介绍了一道有效的民间方子豆腐排骨汤给吴芳，让她回去经常煮着吃。

另外，我还嘱咐吴芳，要多出去晒晒太阳，补充维生素 D。选择合适的锻炼方式，加强身体素质。注意合理搭配饮食，多吃牛奶、鸡蛋、豆制品等。家里要做好防滑措施，室内要有足够的照明。

## / 最灵偏方 /

### 豆腐排骨汤

准备排骨汤 300 毫升，豆腐 100 克，鸡蛋 1 个，虾皮、葱各少许，盐、食用油各适量。将鸡蛋加水和油蒸熟。将排骨汤、虾皮煮沸后加入蒸蛋、豆腐，放葱、盐即可食用。

◎可强骨补钙，对缺钙型骨质疏松有效。

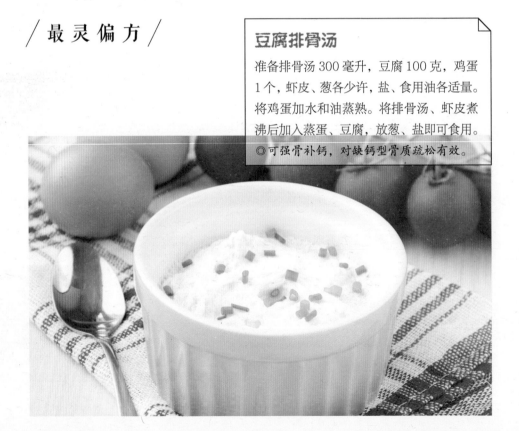

# 更多偏方连连看

## ① 黑豆猪皮汤

猪皮 200 克，黑豆 50 克，大枣 10 颗（去核），
盐适量。将上述食材煮汤，加盐调味食用。

◎本品具有补肾壮骨、补充钙质、补血养颜等功效，
适合骨质疏松、腰椎间盘突出、皮肤粗糙老化的患
者食用。

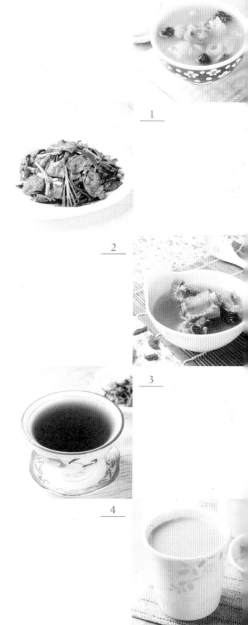

1

## ② 韭菜猪腰

韭菜、猪腰各 150 克，核桃仁 20 克，红椒 30 克，
鲜汤适量，盐、食用油各少许。将上述食材加食用油、
盐炒食。

◎本方对骨质疏松有很好的防治作用。

2

## ③ 党参炖猪骨

猪骨 100 克，党参、菟丝子、熟地各 5 克，盐适量。
将食材隔水炖 4 小时，加盐调味即可。

◎此方适用于骨质疏松症患者，秋冬令调摄。

3

## ④ 健脾壮骨汤

乌贼骨 100 克，龟板 12 克，茜草根 6 克，红糖适量。
将上述药材用水煎取汤汁，加红糖调匀服用，每日
2 ~ 3 次分服。

◎此方益气健脾、活血调肝。脾虚则肾经亏虚，骨
骼失养，骨骼脆弱无力，以致发生骨质疏松症。

4

## ⑤ 芝麻核桃仁

黑芝麻、核桃仁各 250 克，白糖 50 克。将黑芝麻炒熟，
与核桃仁同研为细末，加入白糖，拌匀后装瓶备用。
每日 2 次，每次 2.5 克，温开水调服。

◎此方能滋补肾阴，抗骨质疏松。

5

# 肩周炎 · 当归血藤汤活血瘀

　　这几天一直下暴雨，老唐的肩膀突然间很痛，刚开始只是隐隐作痛，但后来连最简单、轻松的家务活都不能做了。尤其到了晚上，肩膀痛得厉害，根本无法入睡。

　　我仔细帮老唐诊查了一番，发现她舌淡胖、苔白腻、脉象弦滑，确认是患了寒湿凝滞型肩周炎。中医认为发病原因多为年老体弱、肝肾亏损、气血不足，以致筋失濡养，关节失于滑利，加之风寒湿邪乘虚侵入致使寒凝筋脉，经络阻滞，气血运行不畅，引起局部疼痛及活动障碍。

　　肩周炎是一种老年常见病，只要在饮食和护理上加以调理，配合适当的肩周关节运动，提升关节的活动度，舒缓肌腱的不适就能得到改善。我给老唐推荐了一道药膳方：当归血藤汤，服用一星期可见效。

　　另外，我还叮嘱了老唐在饮食方面的注意事项。不要吃冻西瓜、雪糕等生冷食物；少吃或不吃辛辣刺激的食物，如辣椒、油条、油炸辣蚕豆、咖喱鸡肉等；不要饮用烈酒、浓咖啡、浓茶等。宜多吃些清淡、易消化、富有营养的食物；多吃含有维生素的新鲜蔬菜和水果，如番茄、苹果、雪梨、哈密瓜等。除此之外，还可在平时多按摩肩关节处的穴位，长期坚持可以明显减轻肩周炎带来的疼痛感。

　　老唐听取了我的建议，同意调理一段时间后，我再来看她。

## / 最 灵 偏 方 /

### 当归血藤汤

准备当归、鸡血藤各 15 克，桑枝 20 克，木香、陈皮、赤芍各 10 克。将六味药材洗净，一同放入药包，加入适量清水用小火煎熬，待药效析出，取汁饮用。

◎当归补血活血、调经止痛，鸡血藤补血行血、通经络，此方有养血、活血化瘀等功效，适用于肩周炎疼痛不适者。

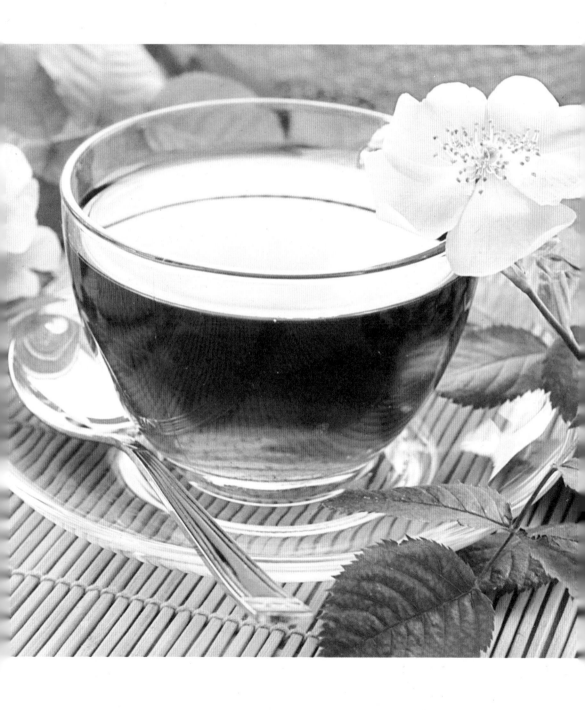

# / 更 多 偏 方 连 连 看 /

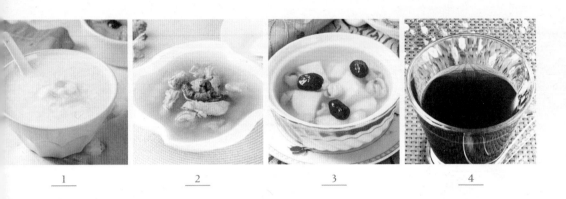

<u>1</u>　　　　　<u>2</u>　　　　　<u>3</u>　　　　　<u>4</u>

## ① 川乌生姜粥

川乌5克，粳米50克，生姜适量，蜂蜜少许。将洗净的粳米加入适量清水煮粥，快熟时加入川乌、生姜，待温时加蜂蜜搅匀，每日1剂。

◎本方可祛散寒湿、通利关节。

## ② 葛根炖鸡

葛根10克，鸡1只，猪肉100克，盐适量。锅中注入适量清水烧开，加入上述备好的材料炖汤，加盐调味食用。

◎本方对治疗风湿痹痛引起的肩周炎、关节炎等均有疗效。

## ③ 散寒化瘀汤

生白术30克，炮附子15克，生姜3片，大枣3颗。将上述材料用水洗净，加入适量清水煎汤，每日1剂。

◎此方散寒除湿、宣痹止痛、化瘀通络，主治肩臂疼痛剧烈或向远端放射。

## ④ 温阳散寒汤

川芎、甘草各6克，独活、杜仲、防风各7克，牛膝、续断各9克，人参、黄芪、当归各12克，地黄、生姜各15克，细辛3克。将上述药材洗净，加入适量清水煎煮，滤汁服用，每日1剂。

◎此方温阳散寒、养血通脉，可治肩臂剧痛、肩痛不举等症。

## 中医疗法小窍门

## 拔罐特效穴 | 大椎、大杼、肩井

大椎穴解表通阳、补虚宁神，对治疗颈项强直、角弓反张、肩颈疼痛等症有效。大杼穴可强筋骨、清邪热。肩井穴祛风清热、活络消肿，主治项强、肩背痛、手臂不举等病症。拔罐以上穴位，可有效缓解肩背疼痛、关节不利等症状。

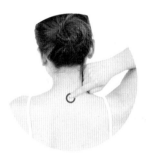

### 大椎穴

➡ 定位

位于背部，第 7 颈椎棘突下凹陷处。

➡ 拔罐方法

将火罐吸拔在大椎穴上，留罐 10 分钟。

### 大杼穴

➡ 定位

位于背部，第 1 胸椎棘突下，旁开 1.5 寸。

➡ 拔罐方法

将火罐吸拔在大杼穴上，留罐 10 分钟。

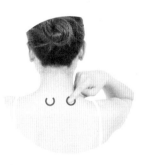

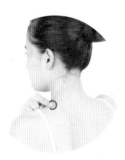

### 肩井穴

➡ 定位

位于大椎穴与肩峰端连线的中点上。

➡ 拔罐方法

用拔罐器将气罐吸拔在肩井穴上，留罐 10 分钟。

# 痔疮 · 就喝柿子黑豆饮

晓晓是上班族中的一员，每天朝九晚五，很少活动，午餐都是叫外卖，而且她还特别喜欢吃辣。时间久了，她发现每次上厕所都感觉肛门周围有轻微的胀痛，而且肛门处有东西突出来，大便时还出血。通过查询，才知道自己得了痔疮。

我告诉晓晓，痔疮主要是胃肠燥热，湿热下注，瘀血积聚不得以散发的结果，办公族是痔疮的高发人群，这与不良的饮食习惯和生活习惯有关。如果改变饮食结构，保持大便通畅，辅以适度锻炼，并通过一些老偏方，便可彻底摆脱痔疮。

我给晓晓推荐了一道柿子黑豆饮，治疗痔疮出血很有效。另外，我建议晓晓平时要多吃水果、蔬菜等含膳食纤维的食品，多喝水，忌食辛辣、肥腻、煎炒、熏烤之品及发物。工作时注意不要久坐，适当走动一下。加强身体锻炼，有意识地做一些提肛运动。不要久忍大便，养成每天排便的习惯。

## 最灵偏方

### 柿子黑豆饮

准备新鲜柿子 100 克，黑小豆 30 克，盐适量。将柿子洗净切成柿丁，同黑小豆加入水、盐煎 20 分钟，取汁趁热饮用。

◎柿子补虚健胃，黑小豆消肿下气、活血利水，此方清热止血，可用于治疗痔疮。

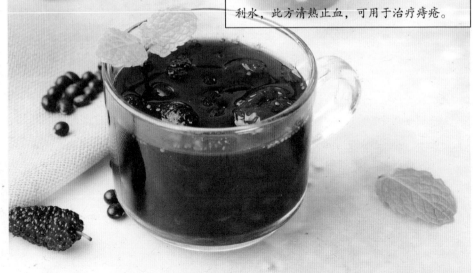

# 更多偏方连连看

## ① 黑米红糖粥

黑米50克，红糖适量。将黑米洗净，放进锅中，加入适量清水，熬煮成粥，待粥熟时，加红糖，搅拌均匀即可食用。

◎本方可治痔疮便血。

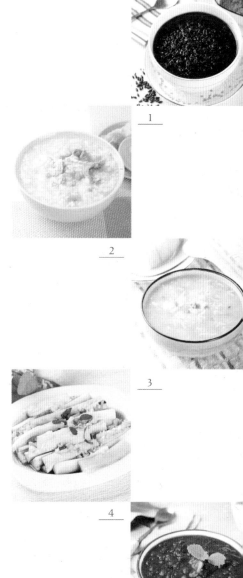

1

## ② 绿豆薏米大肠粥

猪大肠250克，绿豆50克，薏米30克，盐少许。将猪大肠处理干净，绿豆、薏米用水浸泡，然后放入肠内并加入少许水，肠两端用线扎紧，用砂锅加水同大米煮烂熟后，加盐即可食用。

◎本方对湿热瘀滞型内痔引起的便时无痛性出血、肛门灼热有食疗效果。

2

## ③ 冬瓜绿豆粥

冬瓜500克，绿豆150克，大米100克，盐、猪油各适量。将冬瓜洗净去皮，与绿豆、大米同煮至烂熟，放入盐、猪油调匀即可。

◎本方对实热所致痔疮患者有一定的食疗效果。

3

## ④ 清蒸茄子

茄子2个，蒜末、葱花各少许，醋、盐、食用油各适量。将茄子洗净，放碟内，加蒜末、葱花、醋、油、盐隔水蒸熟，佐餐食用。

◎本方可以清热消肿、止痛，对内痔发炎肿痛、初期内痔便血、痔疮便秘等病症有辅助食疗功效。

4

## ⑤ 醋煮赤豆

赤小豆500克，醋、白酒各适量。将赤小豆洗净，用醋煮熟晒干，再用白酒浸至酒尽为止，晾干研成末。

◎本方可以排脓止血，对内痔出血有疗效。

5

# 意外烫伤·冷敷冰水消肿止痛

　　今天家里有客人，老夏在厨房里有条不紊地忙着，可能是灶台上堆的食材和碗碟太多了，她在揭开锅盖的一瞬间，突然"呀"的一声，被水蒸气烫到手指了，手指立马变得红肿、火辣辣的。

　　我连忙从冰箱里拿出备用的冰水，将一块干毛巾浸到冰水中，然后敷在老夏烫伤的手指上。只一会儿，手指就没有那么疼了，也没见起泡。老夏说还挺有效的，我告诉她，烫伤后要立即用冰水冷敷才有效果，可起到降温、减轻余热损伤、减轻肿胀、止痛、防止起泡的作用。每天敷半个小时，坚持 2 ～ 3 天，就可全好了。

　　除了冷敷，治烫伤还有一个最为简单有效的方法，那就是用大量的流水持续冲洗降温，持续大约 20 分钟，让患处温度与周边正常皮肤温度一致。在冲洗的过程中应该注意流水冲力不应过大，要尽量保存烫伤后水泡的完整性。

## ╱ 最 灵 偏 方 ╱

### 冰水冷敷

准备冰水适量。将冰水浸透毛巾，将毛巾敷在烫伤的部位，至少敷半个小时。期间经常观察皮肤变化，如果发现皮肤苍白、青紫、麻木感应，表示静脉血瘀积，应停止冷敷，否则会造成冻伤。

◎此法可促使局部血管收缩，控制小血管的出血和减轻张力较大肿块的疼痛，达到消肿止痛之功效。

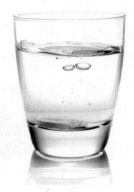
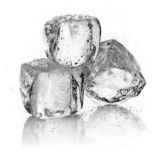

# /更多偏方连连看/

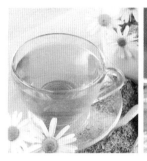 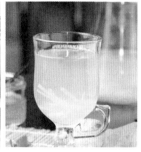 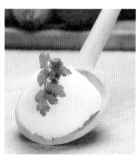 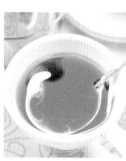

1      2      3      4

### ① 蛋清蜂蜜

鸡蛋1个，蜂蜜适量。将1个鸡蛋的蛋黄倒出，只剩下蛋清，再加入适量的蜂蜜调匀，外涂于患处即可。

◎此方可有效缓解烫伤的疼痛。

### ② 姜汁外敷

生姜适量。将生姜洗净碾成姜汁，然后用消毒棉签蘸姜汁外涂，或用蘸满姜汁的纱布湿敷在烫伤处。

◎此方可缓解疼痛，治疗烫伤。

### ③ 盐敷法

盐少许。取少许盐敷在烫伤红肿处即可，盐掉落了再敷。

◎食盐的有效成分能维持细胞外液渗透压，起到消毒杀菌的作用，此法便捷，且可防止起泡，能止痛，对烫伤有效。

### ④ 大蓟汁

鲜大蓟、食用油各适量。将鲜大蓟洗净后捣烂，取其汁液，与适量食用油调拌成糊状，敷于患处，每2日换1次药。

◎此方适合烫伤患者使用。

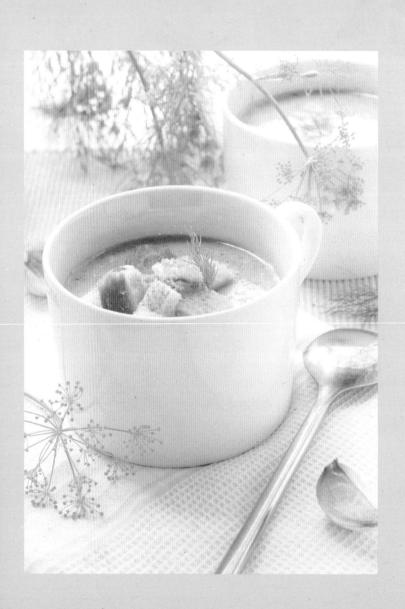

# CHAPTER 05

# 男科调养，
## 还男人精气神

男性是家庭的一家之主，承受着主要的生活压力，
繁忙的工作使得他们往往无暇顾及自己的身体，
让许多男科疾病潜伏在身体内，精神和身体备受影响。
本章介绍了 5 种生活中常见的男科疾病，
以鲜活的案例解析了疾病的成因，并给出了有效的治疗偏方，
让男性朋友对自身病症有一个较为全面的了解，
重视并解除身上的隐疾，重现男性魅力。

# 遗精滑精·韭菜粳米粥来固精

小马来的时候，精神不振，看起来很疲惫的样子。他有点难堪地说，最近总会遗精，多的时候一个晚上会遗两三次，有时候是伴着做梦，有时平白无故就遗了，现在每天都感觉很困倦，老是想睡觉，记忆力下降了，有时耳朵还嗡嗡作响。

中医认为，遗精是因为脾肾亏虚，精关不固，或者火旺湿热，扰动精室所致的，不因性生活而精液频繁遗泄的病症。发病的原因主要有房事过度、先天不足、思欲过度、饮食不调、湿热侵袭等。伴随着做梦出现的，叫梦遗；无梦、甚至是清醒时精液自出的，叫滑精。正常的成年未婚男子，每月遗精1~5次都属于正常情况。小马这种情况比较频繁，已经不正常了。

我给小马把了脉，综合他的描述，判断是肾虚不固和手淫过度导致肾精亏虚，进而导致精关不固，而出现滑精。我给他推荐了韭菜粳米粥，通过食疗，可补肾固精。

## 最灵偏方

### 韭菜粳米粥

准备韭菜80克，粳米100克，盐适量。韭菜切碎，将粳米加入适量清水，用大火烧开后转小火煮10分钟，下入韭菜碎略煮，加盐调味，拌匀即可食用。每日2次，7日为1个疗程。

◎韭菜可补肾、止汗固涩，粳米养阴生津、补中气，两者合用有补中益气、补肾助阳等功效。

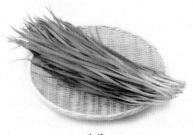

韭菜

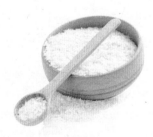

粳米

# / 更 多 偏 方 连 连 看 /

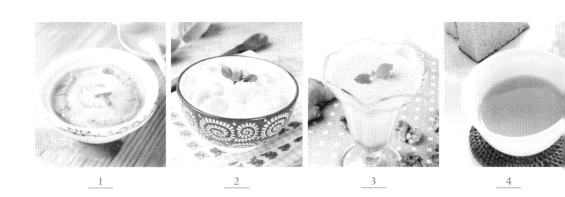

1　　　　　2　　　　　3　　　　　4

## ① 三味鸡蛋汤

鸡蛋1个，莲子（去心）、芡实、山药各9克，冰糖适量。将莲子、芡实、山药熬成药汤，加入鸡蛋煮熟，汤内再加入冰糖即可，吃蛋喝汤，每日1次。

◎此汤可补脾、益肾、固精安神。

## ② 白果莲子粥

白果10颗，莲子50克，粳米80克，白糖适量。莲子加水煮熟，白果仁炒熟，将两者同粳米加入适量清水共煮粥，加白糖调味食用。

◎此方可补肾壮阳，固精止遗。对男子肾阳亏损、肝肾精力不足所致的遗精有一定的食疗效果。

## ③ 核桃烧酒

核桃仁60克，白酒、红糖各适量。将核桃仁切细，碾碎，放入碗内，加入红糖调匀待用。将白酒用小火加热，然后倒入盛有核桃碎的碗中，趁热一次食完。

◎此方可补肾益精，对腰痛、遗精有一定的食疗效果。

## ④ 清肝泻火汤

丹皮、龙胆草、山栀子、川楝子、黄芩、柴胡各10克，生地黄、白芍各15克，甘草6克。将上述材料用水煎服，每日1剂。

◎此方可清肝火，适用于肝火偏旺之遗精。

# 不育症·肉苁蓉羊肉很滋补

　　王强和小巧结婚两年多了，中间没有避孕，但两人却一直没怀上孩子。去医院检查，身体都很健康，没有毛病。小巧一直抱怨是王强疏于调养，整天烟不离手。王强也是茫然不知所措，不知问题出在哪里。

　　我仔细帮王强做了诊察，发现他舌质发红、苔少、脉象比较细数，我询问他最近的身体情况，他说下午的时候手心、脚心会发热，有时会莫名其妙地腰酸、口干舌燥。我又问他最近同房是不是比较频繁，他不好意思地点了点头。我判断王强的情况是肾阴虚所致。

　　我告诫王强，凡事欲速则不达，生孩子是急不来的，房事过频，会损伤肝肾，导致精子过少、死精子过多，不利于受孕，把身体调理好才是关键。我给他推荐了一个补肾益精的方子：肉苁蓉花豆炖羊肉，每天服用1次，7天为1个疗程。其中肉苁蓉味甘，性温，归肾、大肠经，具有补肾阳、益精血等疗效，主治肾阳虚衰、精血不足、耳鸣眼花、宫寒不孕等。菟丝子具有滋补肝肾、固精缩尿等功效，用于阳痿遗精、腰膝酸软、目昏耳鸣、脾肾虚泻等症状。羊肉温补气血，开胃健力。李时珍在《本草纲目》中说："羊肉能暖中补虚，补中益气，开胃健身，益肾气，养胆明目，治虚劳寒冷，五劳七伤。"

　　我还叮嘱他要养成健康的生活习惯，要戒烟，饮食清淡，保持营养均衡，加强锻炼身体，提高身体素质，希望不久能听到他的好消息。

## / 最 灵 偏 方 /

### 肉苁蓉花豆炖羊肉

准备羊肉60克，肉苁蓉30克，菟丝子15克，花豆10克，姜片、洋葱、蒜瓣各适量，盐少许。将羊肉洗净切块，余去腥味，洋葱切圈，再将羊肉、肉苁蓉、菟丝子、花豆、姜片放入砂锅，加入适量开水，用小火炖2～3小时，加入洋葱圈、蒜瓣，加盐调味即可。

◎本方有滋肾阴、益气血、壮肾阳等功效，对治疗不育症有良好的效果。

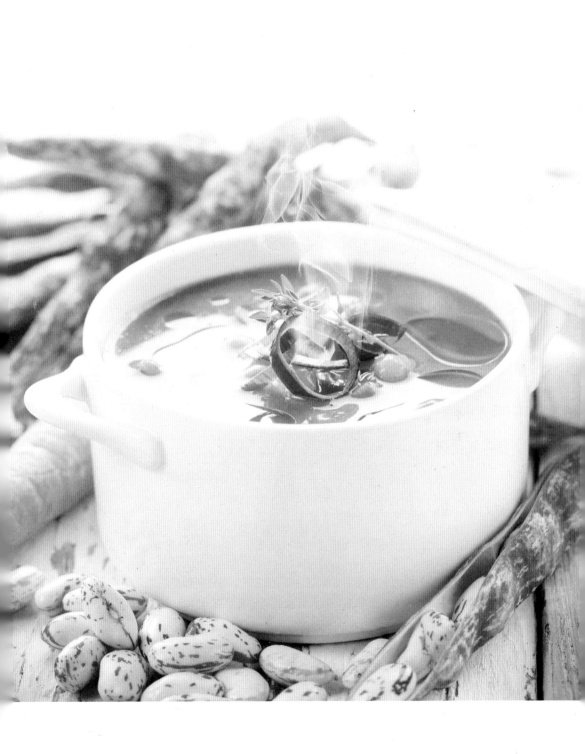

# /更多偏方连连看/

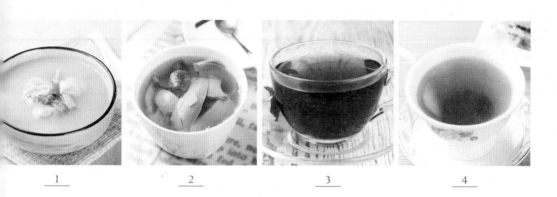

1  2  3  4

### ① 鱼鳔甲鱼汤

甲鱼 150 克，鱼鳔 30 克，盐、味精各适量。将甲鱼处理干净，切块。鱼鳔洗去腥味，切碎。将甲鱼、鱼鳔同入砂锅，加适量水，大火烧沸后，用小火慢炖，待肉熟后，加入盐、味精调味即可。

◎此方有补益肾阳、滋阴的食疗功效。

### ② 杜仲猪腰汤

杜仲 25 克，猪腰 1 个，葱、姜各少许，盐、料酒各适量。将备好的杜仲、猪腰放入锅内，注入适量清水，加入葱、姜、料酒，以大火烧沸后转小火煮 1 小时，加盐，每周食用 3 次。

◎此方有补益肝肾的作用，对治疗不育症有效。

### ③ 女贞子枸杞方

女贞子 50 克，枸杞 30 克，熟地、山药各 100 克。将上述材料煎水服用。

◎本品有滋阴补肾、养胃除虚弱等功效，适合肾阴亏虚的男性不育症患者食用。

### ④ 温肾壮阳汤

菟丝子、枸杞各 20 克，车前子、五味子、胡芦巴、蛇床子、焙附子、淫羊藿、覆盆子、韭菜子各 10 克，桑葚 15 克。将药材用水煎服，每日 1 剂，分 2 次服，连服 10 剂，继后每隔 2 天服 1 剂。

◎本方温肾壮阳、滋补肝肾，对男性不育症有良好的效果。

## 中医疗法小窍门

## 拔罐特效穴 | 肾俞、足三里

肾俞穴可益肾助阳、强腰利水，常用来治疗肾炎、遗尿、阳痿、早泄等泌尿生殖系统疾病。足三里穴可扶正培元、通经活络，有理脾胃、调气血、补虚乏、防病保健等作用。拔罐以上穴位，对不育症有治疗作用。

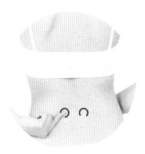

### 肾俞穴

➡ 定位

位于腰部，第 2 腰椎棘突下，旁开 1.5 寸。

➡ 拔罐方法

点燃棉球，伸入罐内旋转一圈马上抽出，将火罐扣在肾俞穴上，留罐 15 分钟。

### 足三里穴

➡ 定位

位于外膝眼下 3 寸，距胫骨前嵴一横指。

➡ 拔罐方法

用拔罐器将气罐吸拔在足三里穴上，留罐 15 分钟。

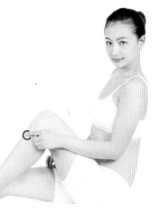

# 早泄 · 益肾锁阳羊肉粥解烦恼

　　张磊今年 30 多岁，要还房贷，孩子也快上幼儿园了，压力非常大，有时晚上还辗转难眠。最近一段时间，他们夫妻之间还出现了小问题，每次和老婆同房都不如人意，有时一进去就完事了，情况好的时候也坚持不了一分钟。

　　我告诉张磊这种情况属于早泄，早泄是指男性进行房事时，阴茎尚未接触或刚接触女性的阴道，在很短的时间内就发生射精，随后就出现疲软，不能继续进行性行为，是一种常见的男性性功能障碍疾病。

　　按照中医上的脏腑理论，早泄分为相火亢盛、肾气不固、肝经湿热、心脾亏虚及肝气郁结等证型，总的治疗原则是以补肾固精、清肝补脾为主。我给张磊推荐了锁阳羊肉粥，对肾虚早泄有效。同时我还提醒张磊，注意饮食健康，荤素搭配。适当进行运动，可以提高持久力。要舒缓压力，保持轻松愉快的精神状态，夫妻间要多交流。

## / 最 灵 偏 方 /

### 锁阳羊肉粥

准备羊肉、粳米各 100 克，锁阳 10 克，葱、姜各适量，盐少许。先将锁阳煎水，去渣取汁，再将汁与羊肉、粳米一同煮粥，加入葱、姜，加盐调味，煮沸即可食用。

◎锁阳可补肾阳、益精血，羊肉有益肾气、助元阳的功效，两者合用可治疗肾阳不足、阳痿早泄。

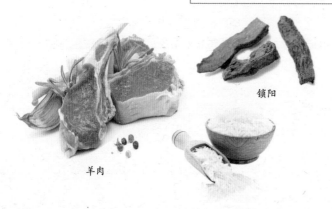

锁阳

羊肉

粳米

# /更多偏方连连看/

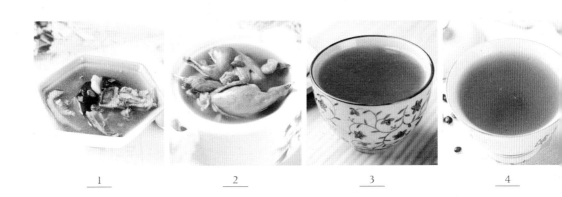

1          2          3          4

## ① 淮山龙眼炖甲鱼

山药 20 克，龙眼肉 20 克，甲鱼 1 只，盐适量。先用开水烫甲鱼，使其排尿，再将甲鱼、山药、龙眼肉一起放入炖盅内，加适量水和盐，隔水炖熟即可。喝汤吃肉，每周炖服 1 次。

◎此方可补肾益精，对早泄有食疗功效。

## ② 枸杞炖乳鸽

枸杞 20 克，乳鸽 2 只，龙眼肉、葱、姜各适量，黄酒、盐各少许。枸杞洗净备用，乳鸽活杀，去头爪、皮毛、内脏，洗净。同置锅中，加龙眼肉、葱、姜、黄酒、盐，隔水炖熟食用。

◎本方可温补中气，适用于心脾两虚型早泄、失眠多梦、身倦乏力、自汗健忘、面色不华者。

## ③ 清肝利胆汤

龙胆草、栀子、柴胡、芡实、川楝子各 10 克，生地黄、车前子、泽泻、黄芩各 15 克，当归、金樱子各 12 克，甘草 5 克。将药材用水煎服，每日 1 剂。

◎本方能清利肝胆湿热，佐以固摄肾精，主治阴虚火旺型早泄，症见性欲亢盛，易冲动紧张而早泄等。

## ④ 知母黄柏汤

知母、黄柏、芡实、莲须、酸枣仁、柴胡各 10 克，龙骨 30 克，牡蛎 20 克，珍珠母 50 克。将药材洗净，用水煎服。

◎本方治早泄，症见舌尖边红、苔薄黄、脉弦或细数，或伴有头晕、耳鸣、心烦者。

# 阳痿 · 早防早治用杜仲乳鸽汤

　　最近，小戴和女朋友的关系不怎么和谐。小戴反映，他们同房出现问题了，开始时他倒是挺硬的，等到要进入的时候就发软了，每次都失败了。

　　我告诉他，这种症状在医学上称为"阳痿"，是指在有性欲要求时，阴茎不能勃起或勃起不坚，或者虽然有勃起且有一定程度的硬度，但不能保持性交的足够时间，因而妨碍性交或不能完成性交。

　　我给小戴把脉，发现他的脉象比较弦细，舌苔薄腻，是心脾受损的表现，小戴也说，最近他们两个人确实都太忙了，经常加班，饮食也不规律，身体一直处在疲乏的状态。所以小戴不健康的生活作息导致损伤心脾，以致气血两虚，造成了阳痿。

　　我建议小戴通过食疗补益肝肾、调理身体，杜仲乳鸽汤就是不错的选择。另外，平时要多注意保养，放松身心，加强锻炼身体。

## / 最 灵 偏 方 /

### 杜仲乳鸽汤

准备乳鸽 1 只，杜仲 10 克，枸杞 30 克，盐适量。将乳鸽处理干净，同枸杞、杜仲一同加入适量清水，先用小火煲至水开，再改中火煲 1 小时左右，加盐调味即可。每日 1 剂，7 日为 1 个疗程。

◎此汤有补肝益肾、消除疲劳、强壮筋骨的功效，可治疗阳痿。

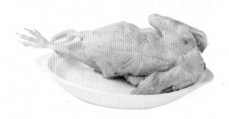

乳鸽

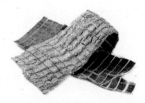

杜仲

# / 更 多 偏 方 连 连 看 /

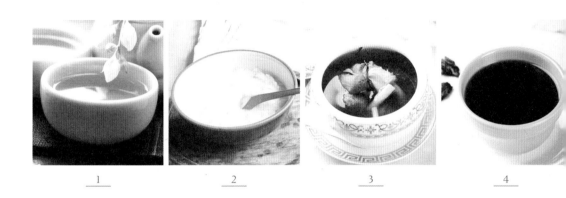

<u>1</u>    <u>2</u>    <u>3</u>    <u>4</u>

## ① 淫羊藿饮

鲜淫羊藿 200 克。将药物剪碎焙干，水煎服，开水泡亦可，每日 3 次。

◎本方可壮阳，可治阳痿早泄、腰酸腿痛、耳鸣、目眩等症。

## ② 苁蓉粥

肉苁蓉 15 克，精羊肉 60 克，粳米 100 克，葱白段、姜片各少许，盐适量。羊肉洗净，入沸水中余去血水，切碎备用。粳米用清水淘洗干净，入锅加入适量清水，以大火煮沸，转小火熬煮为粥，五成熟时加入羊肉和肉苁蓉，继续煮至八成熟时加入姜片、葱白段，最后加盐调味即可。

◎本方可滋肾益精、助阳滑肠，适用于肾阳虚衰所致的阳痿。

## ③ 炖虫草鸡

母鸡 1 只，冬虫夏草 10 克，盐、味精各适量。将母鸡处理干净，斩件，把鸡肉和冬虫夏草放入锅内加水炖 1 个半小时，待鸡肉熟烂时下盐和味精，吃肉饮汤。

◎本方对肾虚之阳痿、遗精有一定的疗效。

## ④ 人参肉苁蓉

人参、淫羊藿、肉苁蓉、枸杞各 30 克。将上药研成细末，炼蜜为丸，每粒 2 克，每次 1 粒，每日 2 ～ 3 次。或用白酒 1500 毫升泡 2 周后，每次服 5 ～ 10 毫升，每日 2 ～ 3 次。

◎本方可补肾壮阳、强阴益精，治阳痿阴冷。

# 前列腺炎·车前子绿豆粥马上治

寒先生今年 40 多岁，是一名长途车司机，去年查出得了前列腺炎，去医院开了药，一直没好。自从得了这个病，总是觉得膀胱尿急，给他的工作带来很大的不便。

我告诉他，引起前列腺炎的一个常见原因就是长时间久坐、憋尿。司机需要长时间坐着，前列腺炎可以说是司机的"职业病"了。由于司机长时间驾车时常常需要憋尿，这会加重前列腺的水肿、充血，进而引起排尿障碍。饮水少时产生的高浓度尿液会对前列腺产生刺激，容易引起发炎，导致前列腺受损，前列腺炎的发生概率就大大增加了。

想要治疗前列腺炎，需要从清热利湿、活血化瘀入手。我给寒先生推荐了车前子绿豆粥，一周即可见效。

另外，我还叮嘱寒先生要养成良好的生活习惯。避免久坐，条件允许的话多下车走走，使用软硬适中的座椅，少抽烟喝酒、少吃辛辣之物，多进行户外运动，提高身体素质等。

## / 最灵偏方 /

### 车前子绿豆粥

准备车前子 60 克，橘皮 15 克，通草 10 克，绿豆 50 克，大米 100 克。将车前子、橘皮、通草洗净放入药包，煮汁去渣，将汁同绿豆、大米一同煮粥，空腹服用。

◎此方可治前列腺炎、小便淋痛等症。

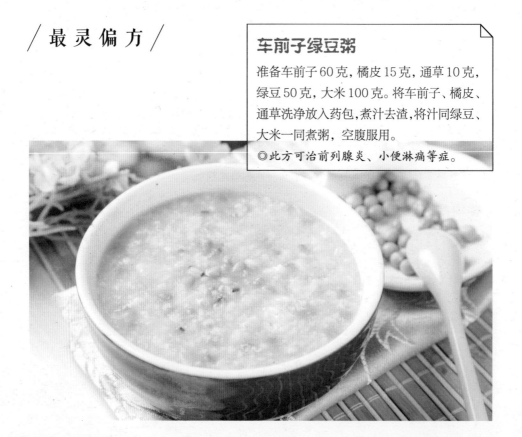

# / 更 多 偏 方 连 连 看 /

## ① 生南瓜子

生南瓜子30克。将南瓜子去壳后嚼食,每日1剂。

◎本方能驱虫、消炎、消肿,非常适合慢性前列腺炎患者食用。

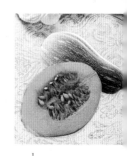

1

## ② 番茄烩鲜贝

鲜贝200克,番茄150克,葱段少许,鸡精5克,盐3克,高汤、水淀粉、食用油各适量。用油起锅,爆香葱段,放入鲜贝和番茄略炒,加高汤、水淀粉稍焖,加盐、鸡精调味。

◎鲜贝和番茄均富含锌,对前列腺炎有食疗效果。

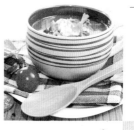

2

## ③ 冬瓜赤豆汤

冬瓜200克,赤小豆100克,盐3克,鸡精2克,食用油适量。冬瓜去皮洗净,切块。赤小豆泡发洗净,入开水中焯至八成熟备用。用油起锅,放入冬瓜略炒,加入清水、赤小豆煮熟,加盐、鸡精调味。

◎本品清热利尿,对前列腺炎患者大有益处。

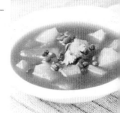

3

## ④ 白菜薏米粥

大米、薏米各50克,芹菜、白菜各适量,盐少许。将大米、薏米均泡发洗净,芹菜、白菜均洗净切碎。将大米、薏米加水煮至米粒开花,加入芹菜、白菜煮至粥稠时,调入盐拌匀即可。

◎此方可清热利水、解毒排脓,前列腺炎患者可经常食用。

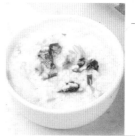

4

## ⑤ 清热化湿汤

车前子15克,萹蓄、滑石各12克,木通、瞿麦、山栀各9克,蒲公英30克,甘草6克。将上述药材用水煎服,每日1剂。

◎此方清热化湿,可治前列腺炎。

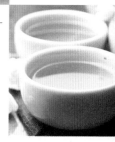

5

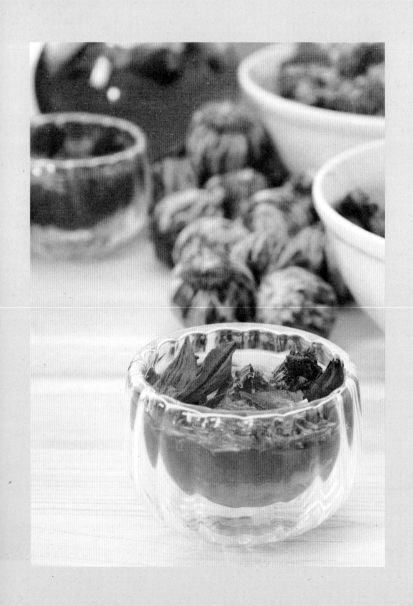

# CHAPTER 06

# 妇科调养，
## 让女人更舒心

女人如花，娇弱而美丽，需细心呵护，才能常开不败。
但现实生活中一系列的妇科疾病让女性朋友
防不胜防，备受打击，常常心力交瘁。
本章选取了 8 种常见的妇科病症，通过故事的形式，
让女性朋友对病症有一个清晰的了解，并对照偏方，
在家自行操作进行调理，以帮助她们恢复健康，
在生活中愈加温柔，更添女性魅力。

# 痛经 · 红糖生姜饮帮你排忧

　　小敏是一名大二女生，每个月那几天，她都要遭受痛经的折磨，月经前几天她的小腹就开始痛，腹部和手脚冰凉。经期前两天小腹的疼痛会加剧，喝点热水或抱着热水袋感觉会好点儿。有时候还会有月经推迟、经量偏少、经血暗红的现象。脸色也会变得苍白，身体没力，整个人都没有精神。

　　我帮小敏把了脉，判断她的痛经属于寒凝血瘀型，治疗应以温经散寒、化瘀止痛为宗旨，于是给她推荐了一款红糖生姜饮，连服 3～5 日，即可缓解痛经症状。

　　另外，我还叮嘱小敏注意加强经期护理。经期前两天不要着凉，可使用热水袋捂肚子。多喝热水也有助于身体发热，加速身体的新陈代谢。讲究经期卫生，勤洗外阴，勤换内衣、内裤，月经垫要清洁、消毒。饮食方面不宜食用寒凉、酸涩的食物。月经期不宜做剧烈运动，并保证足够的休息和睡眠。

## ／ 最 灵 偏 方 ／

### 红糖生姜饮

准备生姜 30 克，红糖适量。将生姜洗净切成丝，加入适量清水熬煮约 15 分钟，放入红糖拌匀即可，于月经前几日服用。

◎红糖有补血、祛寒等功效，生姜可补中散寒、缓解痛经，此方能补气养血、温经活血，对小腹冷痛、量少色暗的痛经患者有良好的功效。

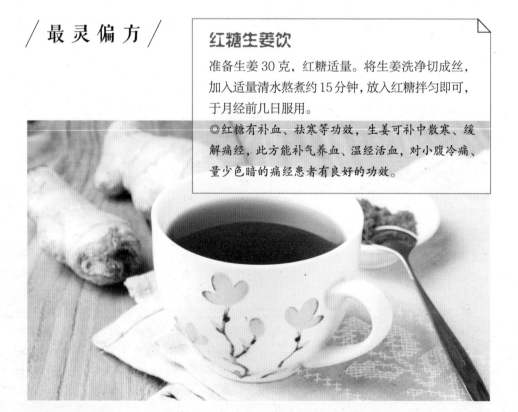

# / 更 多 偏 方 连 连 看 /

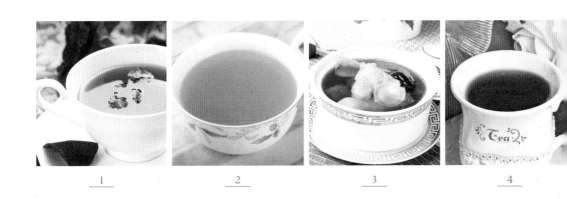

| 1 | 2 | 3 | 4 |

## ① 玫瑰花膏

初开玫瑰花蕊 50 克, 红糖适量。将玫瑰花蕊去蒂, 洗净, 加适量清水, 煎取浓汁, 去渣后加入红糖, 熬制成膏。每日服 2 ~ 3 次, 每次 1 ~ 2 匙, 用温开水送服。

◎本方适用于痛经及月经不调者。

## ② 葵花子山楂汤

山楂 30 克, 葵花子 15 克, 红糖适量。先将山楂、葵花子一同放在锅内炒, 以葵花子炒香至熟为度。再加水, 熬成浓汁后, 将红糖放入煮化即成, 每次于经前服用。

◎本方有活血润肤之效, 可治疗痛经。

## ③ 当归鸡汤

母鸡 1 只, 当归 30 克, 醪糟汁 60 毫升, 姜、葱各少许, 胡椒面、盐各适量。将鸡处理干净, 当归洗去浮灰。把母鸡放入砂锅内, 同时加水、醪糟汁、当归、姜、葱、盐, 盖严锅口, 先大火烧开, 再用小火炖 1 小时, 出锅时撒胡椒面, 佐餐食用。

◎本方适用于气血不足所致痛经者。

## ④ 当归桂枝汤

当归 12 克, 桂枝、赤芍、白芍各 9 克, 甘草 5 克, 生姜 3 片, 大枣 7 颗, 饴糖(冲服)30 克。将以上材料共入锅, 加入适量清水, 水煎服, 每日 1 剂, 分 2 次服用。

◎本方适用于血虚所致痛经者。

# 月经不调 · 益母草来调经

　　欢欢是高中生，一直有月经不调的毛病，加上学校学习压力大，营养也没跟上，现在每个月月经基本都是推迟的，有时候还会出现两个月才来一次的现象。

　　我告诉欢欢妈妈不要着急，学生出现月经不调的案例很多，一般与身体发育状况、精神过度紧张、学习压力大、熬夜疲劳、恐惧、缺乏足够的运动和休息等因素有关。除此之外，不注意卫生、妇科炎症、饮食不当、肝气郁结、脾虚、肾气亏损等都会引起月经不调。

　　我看到欢欢的舌质淡红，脉象细弱，可以判断是因为学业负担重、身心压力大导致气血失调进而引起的气血两虚型月经紊乱，于是给她们推荐了益母草调经方，能收到明显的补血调经疗效。另外，我嘱咐欢欢平时应注意个人卫生，内衣内裤要勤洗勤换。经期不宜吃生冷、酸辣等刺激性食物，注意保暖，避免过度疲劳，保持心情愉快。

## 最灵偏方

### 益母草调经方

准备香附9克，益母草12克，川芎6克。将药材洗净，加入适量清水煮沸后再一次煮沸，按此方法煎药两次，将两次获得的药剂混合，再将药剂分为3份，于饭后半个小时温热服用，每月服用10剂。

◎此方可调经止痛，适用于月经失调者。

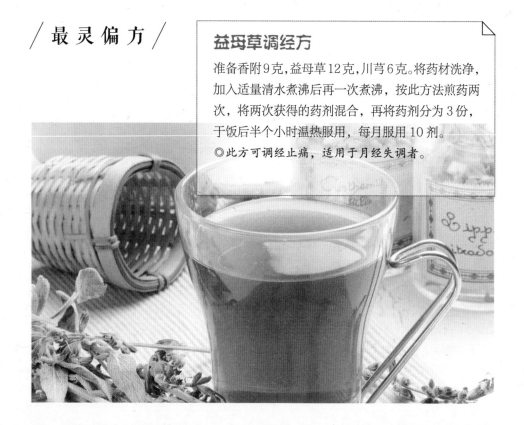

# /更多偏方连连看/

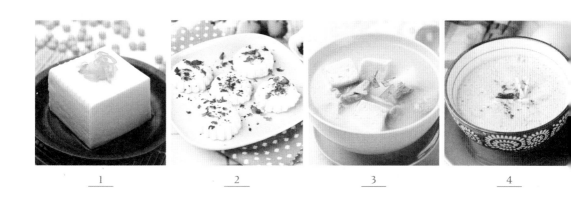

1       2       3       4

## ① 米醋豆腐

米醋200毫升，豆腐250克。将豆腐切成小块，用醋煮，以小火煨炖为好，煮熟，饭前食用。

◎本方适用于血瘀所致月经不调者。

## ② 牡丹鸡蛋饼

牡丹花2朵，鸡蛋5个，牛奶250毫升，白面200克，白糖150克，小苏打少许。牡丹花洗净，将花瓣切成丝，鸡蛋打花，同牛奶、白面、白糖、小苏打混拌在一起，搅匀。倒一半在开了锅的湿屉布上，摊平，上面撒匀牡丹花丝，然后再倒入余下的一半混合料，摊平，煮熟取出，扣在案板上，撒牡丹花丝即成。

◎本方可益气养血、活血止痛，治疗月经不调。

## ③ 豆腐炖羊肉

豆腐2块，羊肉50克，姜片适量，盐、食用油各少许。将羊肉洗净切块，豆腐洗净切块。用油起锅，放入羊肉略炒，注入适量清水，水开时放入豆腐，炖熟加盐即可。

◎本方适用于脾胃虚寒所致月经不调者。

## ④ 鸡蛋红糖水

鸡蛋2个，红糖100克。锅中水烧开，加入红糖调匀，再打入鸡蛋煮至半熟即成。应在月经干净后服用，连用2～3次，每日1次。

◎此方可活络气血、补血养颜。

# 闭经 · 吃柏子仁丹参方不用愁

　　冷女士进来的时候，神疲倦怠，脸色苍白。她说连续3个月没来月经了，去医院检查也没怀孕，白天总打不起精神，老想睡觉，有时会感觉胸胁部胀胀的，痰有点多，大便稀薄。

　　我给她把了脉，她的脉象沉滑无力，又发现她的舌体胖大、苔白腻，判断她是脾肾阳虚、痰湿中阻导致闭经。为了打消冷女士的担心，我告诉不要有心理负担，这样病就好了一半，然后吃一些药膳方来调养身体，就可治疗闭经。我给她推荐了柏子仁丹参方，对治疗脾肾阳虚、痰湿中阻引起的闭经疗效显著。

　　我又叮嘱她加强日常饮食营养，多吃一些富含高蛋白、高维生素、补血的食物，如蛋类、乳类、豆类及其制品、瘦肉、新鲜绿叶蔬菜、水果等，不要吃生冷、滑腻、寒凉、黏滞的食物，如冷饮、肥肉、海带、腌制品等。

## / 最灵偏方 /

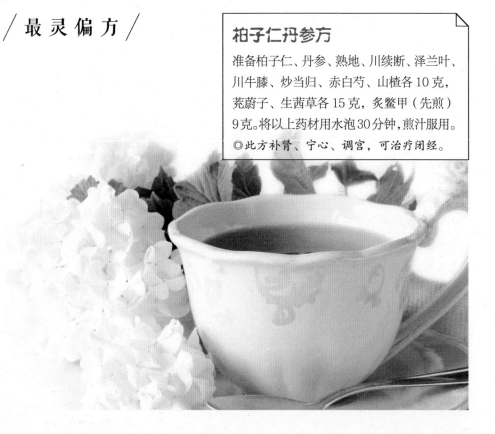

### 柏子仁丹参方

准备柏子仁、丹参、熟地、川续断、泽兰叶、川牛膝、炒当归、赤白芍、山楂各10克、茺蔚子、生茜草各15克，炙鳖甲（先煎）9克。将以上药材用水泡30分钟，煎汁服用。

◎此方补肾、宁心、调宫，可治疗闭经。

# 更多偏方连连看

### ① 益母草乌豆汤

益母草30克，乌豆60克，红糖、黄酒各适量。益母草与乌豆加水3碗，煎至1碗。加糖调服，并加黄酒2汤匙冲饮，每日1次。

◎本方适用于血瘀所致闭经者。

### ② 木耳大枣鸡汤

老母鸡1只，黑木耳50克，大枣10颗，盐适量。将鸡处理干净，切块，入开水中氽去杂质。锅中注入适量清水，放入鸡块、黑木耳、大枣炖煮熟烂，加盐调味即可。

◎本方适用于体虚闭经者。

### ③ 乌鸡丝瓜汤

乌鸡肉150克，丝瓜100克，鸡内金15克，盐适量。将丝瓜洗净去皮，切块。乌鸡肉洗净切块，用开水氽去杂质。锅中注入适量清水，下入乌鸡肉、鸡内金炖熟，放入丝瓜稍煮，加盐调味即可。

◎本方适用于血虚所致闭经者。

### ④ 山药牛膝汤

山药50克，玄参、怀牛膝各25克，白术、牛蒡子、桃仁各15克，生鸡内金、大黄各10克。将上述材料加水煮汤，食用即可。

◎本方适用于血虚所致闭经者。

### ⑤ 芥菜子粉

芥菜子60克，黄酒适量。芥菜子研为细末，每服6克，用热黄酒为引，每次饭前服用。

◎本方可行气止痛、通经，适用于闭经者。

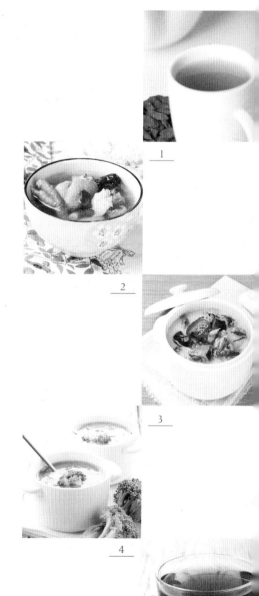

1
2
3
4
5

# 盆腔炎·中药活血化瘀轻松治

　　夏小姐自从生完孩子后就得了盆腔炎，累了或同房稍频的时候就会感觉两边小腹疼痛，有时候走路都会疼，经过几个星期的治疗，没有疼痛感了，但是后面又犯了几次，反复发作的烦恼让她痛苦不堪，于是决定通过中医的方式来调理身子。

　　经过诊察，我发现夏小姐舌质上有瘀点、舌苔白腻、脉象沉迟，属于寒湿瘀滞型盆腔炎，于是我给她推荐了复方红藤煎，这个方子已经过多年验证，对治疗盆腔炎有良好的效果。

　　另外，我还叮嘱她平时要做好自我护理工作。做好阴道清洁卫生，尤其注意经期卫生，勤换洗内裤，保持私密处的清洁、干燥。不宜经常穿紧身内裤或紧身牛仔裤，内裤最好选择透气的棉质内裤，不宜过小过紧。同房有度，注意房事前后的清洁。平时注意清淡饮食，避免辛辣刺激、油腻的食物。做好小腹保暖工作，避免腰腹部受凉。上班避免久坐，要保持轻松愉快的心情。

## / 最灵偏方 /

### 复方红藤煎

准备蒲公英、薏米各30克，红藤、败酱草各20克，丹参、赤白芍、延胡、寄生各12克，广木香9克，土茯苓15克，山楂、五灵脂各10克。将以上药材用水浸泡半小时，大火煮开后转小火煮透。按以上材料和步骤制作两次，将两次的药汁混合服用。

◎本方疏肝理气、活血化瘀，为治愈盆腔炎的良方。

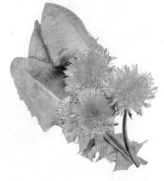

蒲公英

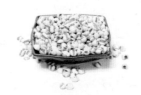

薏米

# 更多偏方连连看

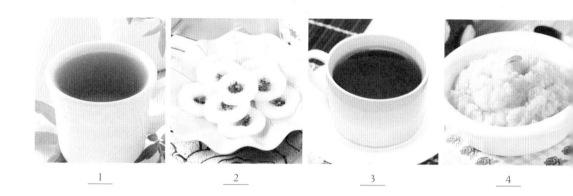

1　　　2　　　3　　　4

## ① 荔核蜂蜜汁

荔枝核 30 克，蜂蜜 20 毫升。将荔枝核敲碎后放入砂锅，加水浸泡片刻后煎 30 分钟，去渣取汁，趁温热调入蜂蜜，调匀即可，每日 2 次。

◎此方理气、利湿、止痛，可治疗各类慢性盆腔炎。

## ② 蒲公英萝卜方

金银花 20 克，蒲公英 25 克，白萝卜 200 克。将洗净去皮的白萝卜切片，同金银花、蒲公英一同煎煮，吃萝卜喝汤，每日 1 剂。

◎本方适用于湿热瘀毒型盆腔炎。

## ③ 丹皮红藤汤

忍冬藤、红藤各 30 克，大黄、大青叶、紫草根、丹皮、赤芍、川楝子、延胡索各 9 克，甘草 3 克。将上述药材洗净，用水煎，每日 1 剂，分 3 次服。

◎此方可镇痛抗炎，适用于盆腔炎。

## ④ 三黄贴

黄连 30 克，黄柏、黄芩各 90 克，大黄 60 克。将上述药材共研成细末，用蜜调匀，热敷于下腹部，每日 2 次。

◎本方有抗菌消炎的作用，适用于急性盆腔炎。

# 白带异常·白果粳米粥解尴尬

　　小美身材高挑，长相靓丽，在公司担任行政工作。但是光鲜的外衣下却有别人看不到的烦恼，小美最近总感觉下身有些不舒服，分泌物比原来多了，白带发黄并带有一股难闻的味道，还出现瘙痒的症状。

　　小美去医院检查，医院开了消炎药，服用后不痒了，可没过几天下面又开始痒了，小美买来阴道清洁剂冲洗私处，但是却越洗越痒，这让她烦恼不已，不知所措了。

　　经过诊查，我发现她舌苔黄、舌质红、脉象弦数，属于肝火型白带异常。我告诉她，经常吃消炎药会扰乱阴道的自然生态平衡，破坏阴道菌群间的制约关系，导致真菌生长旺盛，引发白带异常。另外，她频繁使用阴道清洁剂，破坏了阴道里的微环境，导致酸碱平衡失调，降低了阴道的自我抗菌能力，因而大大提高了白带异常爆发的概率。

　　我给小美推荐了药膳方：白果粳米粥，对治疗白带异常的效果非常好。另外，我还告诉小美，不要用各种药液清洗阴道，以免破坏阴道的内环境，导致其他妇科疾病。要保持外阴清洁干燥，坚持每天晚上用温水清洗外阴。勤换内裤，每天换一次，最好穿宽松、纯棉、吸湿的内裤，少穿紧身裤，少用卫生护垫。平时大小便后，一定要从前往后擦外阴，而不要从后往前，以防将肛门处的细菌带到阴道口。定期做体检，每年至少做一次全面的妇科检查。

## /最灵偏方/

### 白果粳米粥

准备白果 10 克，粳米 100 克，盐少许。将白果和粳米加入适量清水一同煮成粥，加盐调味食用，每日 2 次。

◎白果能敛肺气、定痰喘，主治带下白浊、遗精、淋病、小便频数等症。粳米有健脾胃、养阴生津等功效。此粥温肺益气、止带浊，对白带增多有食疗的效果。

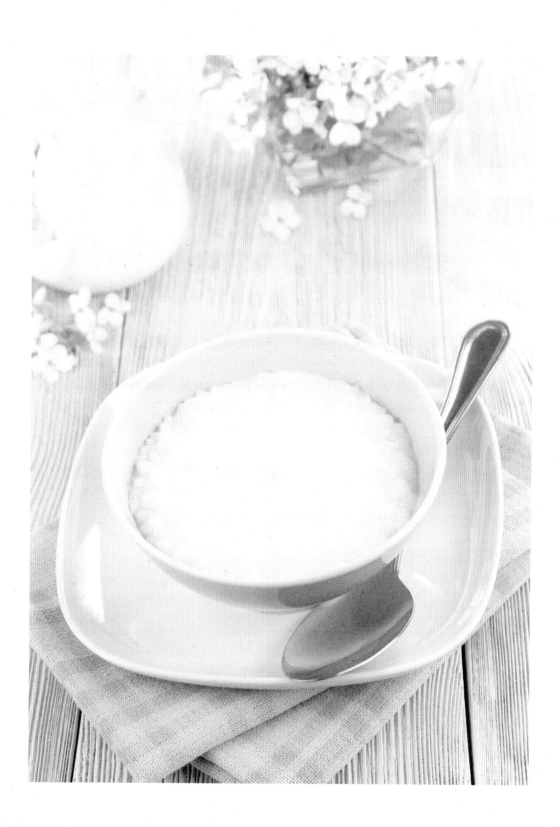

# /更多偏方连连看/

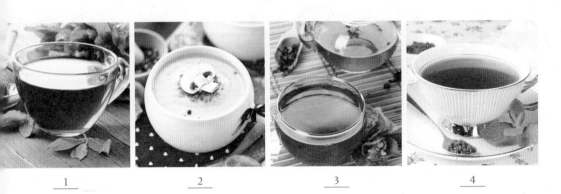

1    2    3    4

## ① 冬瓜仁麦冬饮

冬瓜仁 30 克，麦冬 15 克，败酱草 20 克。将上述材料用水煎服，每日 1 剂，分 2 次服用。

◎本方适用于湿热型白带异常。

## ② 蛋清荞麦汤

荞麦米（炒焦）50 克，鸡蛋清 2 个。荞麦米中注入 200 毫升清水，烧开后，打入鸡蛋清，煮熟，热服，每日 2 次。

◎本方健脾益气、抗菌消炎，适用于白带异常。

## ③ 荆芥地肤子汤

荆芥 25 克（后下），防风 15 克，蒲公英、黄柏、地肤子各 30 克，枯矾（冲服）10 克，百部 20 克。将上述药材用水煎，去渣留汁，熏洗外阴，待药液温和时坐盆约 30 分钟，每日 2 次。

◎本方可祛风、清湿热、止痒，用于治疗带下量多。

## ④ 二蛸汤

桑螵蛸、海螵蛸、生龙骨、菟丝子各 9 克，生牡蛎 24 克，莲须 6 克，白果 10 个，桑寄生 30 克，薏米 18 克，茯苓、续断各 12 克。将上述材料用水煎沸，滤汁服用，每日 1 剂，分 3 次服用。

◎本方适用于肾虚所致的白带异常。

## 中医疗法小窍门

# 刮痧特效穴 | 带脉、气海、关元

带脉穴健脾利湿、调经止带，对经痛、月经不调、赤白带下、经闭、疝气、腰痛等症有治疗效果。气海穴有补气理气的作用。关元穴培补元气、导赤通淋、清热利湿，可治疗痛经、经闭、带下、崩漏等症。刮拭以上穴位，可有效缓解白带异常。

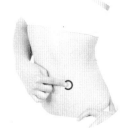

### 带脉穴

➡ 定位

位于第 11 肋端直下，与脐相平处。

➡ 刮痧方法

用刮痧板角部横刮带脉穴 30 次，以潮红出痧为度。

### 气海穴

➡ 定位

位于下腹部，前正中线上，当脐下 1.5 寸。

➡ 刮痧方法

用角刮法刮拭气海穴 30 次，力度均匀，以潮红出痧为度。

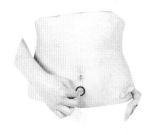

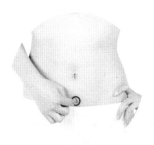

### 关元穴

➡ 定位

位于下腹部，前正中线上，当脐下 3 寸。

➡ 刮痧方法

用角刮法刮拭关元穴 30 次，力度均匀，以潮红出痧为度。

# 习惯性流产 · 试试保胎调养方

　　小鹏和小琴结婚两年了，期间，小琴怀了两次孕，但都流产了，去医院检查也没有结果，这让他们特别失望和无助。

　　我仔细帮小琴检查了一下，发现她面色苍白、没有精神、舌淡苔白、脉象细弱，她的问题应属于气血虚弱型习惯性流产，也称滑胎。中医认为，素体虚弱、气血不足，或饮食、劳倦伤脾，气血化源不足，或大病久病耗气伤血，都可导致气血两虚，冲任不足，不能载胎养胎，故使屡孕屡堕而为滑胎，即多次流产与身体虚弱、气血不足、疾病、劳累过度等因素有关。

　　根据小琴的情况，我建议她在怀孕之前进行益气养血、固冲安胎的调养工作，可用保胎调养方来调养。另外，我还叮嘱他们，在流产后一个月内避免同房，保证子宫功能恢复正常。如果再次怀孕，要避免屏气、提举重物，注意休息，保持愉快的心情等。

## ╱ 最灵偏方 ╱

### 保胎调养方

准备山药、枸杞各12克，党参、炙甘草各6克，白术、炒杜仲、山萸肉各10克，熟地、扁豆、阿胶各15克。以上药材用水煎服，每日1剂。气血两虚型加当归、桑葚各12克，砂仁5克；脾肾亏型加川断12克，巴戟10克，陈皮6克；腹痛甚者加益母草6克。

◎此方中的药材有补气安胎的功效。

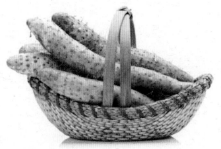

山药

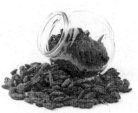

枸杞

# 更多偏方连连看

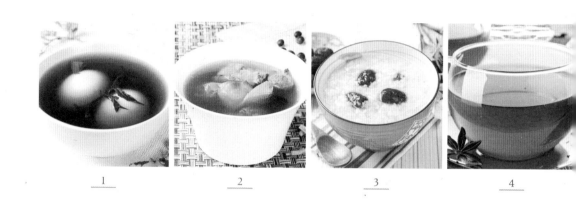

1          2          3          4

## ① 艾叶鸡蛋汤

艾叶50克，鸡蛋2个，白糖适量。将艾叶滤洗，放入锅中，加入适量清水，用大火煮沸，转小火煎煮，打入鸡蛋煮熟，放白糖溶化即成。

◎本方适用于习惯性流产。

## ② 参芪母鸡

老母鸡1只，党参、黄芪、山药、大枣各50克，黄酒适量。将处理好的母鸡加黄酒淹浸，其他四味放在鸡的四周，隔水蒸熟，分数次服食。

◎本方有益气健脾、生津润肺之效，可用于习惯性流产者。

## ③ 芝麻根糯米粥

芝麻根60克，山茱萸、淫羊藿各40克，大枣30颗，糯米100克，盐适量。先将芝麻根加1000毫升水，煎煮剩一半，去渣取汁加入其余材料煮成粥，加盐调味即可。

◎此粥具有清热补虚、壮阳补肾、止血安胎等效果。

## ④ 熟地续断汤

党参、熟地、炒白术各20克，炒白芍12克，桑寄生、山药各10克，山茱萸、枸杞、炒杜仲、续断各6克，炙甘草3克。将以上药材用水煎服，每日1剂，分3次服用。

◎本方适用于肾气虚所致的习惯性流产。

# 乳腺炎 · 丝瓜木耳汤可多喝

　　夏圆生下宝宝三个月了，刚适应了当妈妈的乐趣，但是这两天每次喂完奶后就觉得胸部胀，还发痛。去医院检查后，医生说是乳腺炎，开了一些药。家人觉得西药会影响到孩子，就没吃，结果情况越来越严重了，都无法正常喂奶了。

　　乳腺炎是女性常见的疾病，多发于初产孕妇。乳汁过多，排乳不畅，导致乳汁淤积成块，乳汁淤积导致细菌大量繁衍，破坏身体功能，导致肿胀；孕妇产后免疫力下降，出汗过多，清洗不够，也为细菌繁衍提供了机会。

　　我给夏圆把了脉，看了舌苔，发现她脉象弦数、舌头发红、舌苔较黄，是乳汁淤积导致静脉不通，引起胀痛。可以通过食疗方来排乳，丝瓜木耳汤在这方面就有很好的食疗作用。另外，我告诉夏圆，每次喂乳务必将乳汁排尽。平时要注意休息，养成良好的饮食习惯，忌吃辛辣、油腻的食物。注意个人卫生，保持乳头的清洁和衣物的洁净。

## / 最 灵 偏 方 /

### 丝瓜木耳汤

准备水发黑木耳 50 克，丝瓜 300 克，盐、食用油各适量。将丝瓜洗净切片，加入适量清水煮至丝瓜断生，加入黑木耳略煮，加食用油、盐调味即可。

◎黑木耳可补血活血、益气强身，丝瓜通经络、清热解毒，两者合用有清热凉血、行血脉等功效，适用于急性乳腺炎患者。

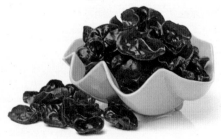

黑木耳

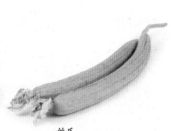

丝瓜

# / 更 多 偏 方 连 连 看 /

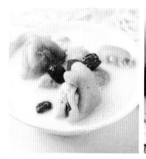 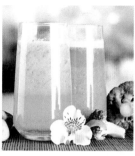 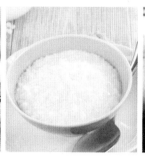 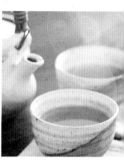

<u>1</u>　　　　<u>2</u>　　　　<u>3</u>　　　　<u>4</u>

## ① 黄花菜炖猪蹄

黄花菜 20 克，猪蹄 1 只，大枣 5 颗，盐适量。将黄花菜泡发撕成丝，猪蹄处理干净，入开水中余去杂质，捞出待用。锅中注入适量清水，加入黄花菜、猪蹄、大枣一同炖熟，加盐调味即可食用，每日 1 剂。

◎本方适用于乳腺炎。

## ② 葱汁饮

鲜大葱 250 克。将葱洗净切碎，捣烂取汁，加热饮用即可。

◎本方具有解毒、散热、消肿之功效，用于治疗妇女乳生痈疮、红肿热痛。

## ③ 蒲公英银花粥

蒲公英 60 克，金银花 30 克，粳米 50 克。将蒲公英、金银花洗净，加入适量清水煎煮，去渣取汁，再加入粳米煮粥食用，每日 1 剂。

◎此方有清热解毒、消肿散结、催乳等作用，对治疗乳腺炎有效。

## ④ 银花柴胡汤

蒲公英、金银花各 25 克，柴胡 15 克，皂角刺、青陈皮、王不留行各 10 克，路路通 12 克。将上述药材用水煎服，每日 1 剂。

◎此方清热疏肝，可治疗胸胁胀痛、乳腺炎。

# 更年期综合征 · 猪骨粥巧治疗

何女士今年 49 岁，退休在家，最近她觉得身体不舒服了，月经迟了好久，身体发热出汗，胃不舒服，情绪也变得不稳定起来，整个人变得急躁易怒，看什么都不顺眼。去医院检查，诊断结果为更年期综合征，医生开了些药，吃了效果却不是很明显。

我告诉何女士，女性更年期综合征是因为妇女在绝经前后，肾气渐渐衰竭、冲任亏虚、精血不足等原因带来一系列生理变化。

我给何女士做了检查，她的脉象比较细数、舌头发红、舌苔较少，结合她反映的有时耳朵会嗡嗡作响，脸上不时会发热，腰膝酸痛，皮肤总感觉很干燥，有轻微的失眠，记性也比以前差等，判断她是肾阴虚症状。

我给何女士推荐了核桃莲子猪骨粥，可补肾益气，正好对症。我还叮嘱何女士要调整好心态，多做自己喜欢的事。保持合理营养的饮食，保证足够的睡眠时间等。

## ╱ 最灵偏方 ╱

### 核桃莲子猪骨粥

准备核桃 10 颗，莲子 50 克，猪骨 500 克，胡萝卜 100 克，盐适量。将猪骨焯水捞起，再将所有材料加入适量清水，用大火煮开后转小火煲一个半小时，下盐调味即可食用。

◎此方有养心安神、养气补肾、增强活力等功效，可缓解更年期带来的不适。

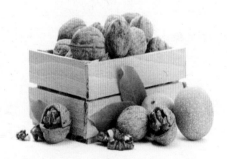

核桃

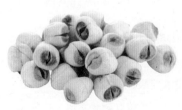

莲子

# 更多偏方连连看

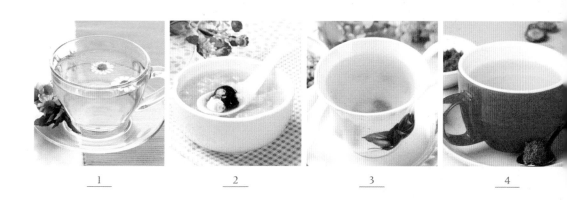

1  2  3  4

## ① 杞菊莲心苦丁茶

枸杞 10 克，白菊花 5 克，莲心 1 克，苦丁茶 3 克。将以上四味同放入杯中，用沸水冲泡，加盖闷 10 分钟，即可当茶频频饮用，一般可冲泡 3 ~ 5 次。

◎本方滋阴清热，养肝益肾。

## ② 大枣银耳羹

大枣 60 克，银耳 20 克，白糖适量。将大枣洗净，去核，银耳用温水泡发，去杂洗净，撕成小片，备用。锅内加水适量，放入大枣，大火烧沸，改用小火煮 10 分钟，加入银耳片，再煮 3 分钟，调入白糖即成。每日 1 剂。

◎本方适用于更年期综合征。

## ③ 柴胡郁金汤

柴胡、当归、丹皮、郁金各 12 克，白术、茯苓、赤芍各 10 克，川芎、陈皮、甘草、薄荷各 6 克。将上述药材用水煎服，每日 1 剂，分 2 次服用。

◎本方适用于气滞血瘀型更年期综合征。

## ④ 生地山药汤

生地、山药、生龙骨、生牡蛎各 15 克，枸杞、女贞子、山茱萸、白芍、何首乌各 12 克，丹皮、茯苓、泽泻各 10 克。将上述药材用水煎服，每日 1 剂，分 2 次服用。

◎本方适用于肝肾阴亏虚型更年期综合征。

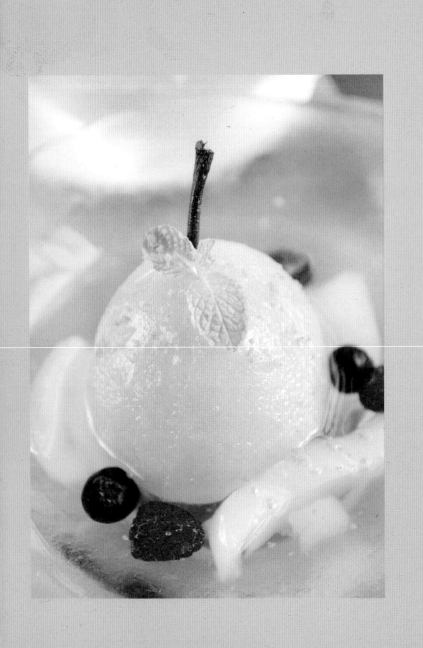

# CHAPTER 07

# 儿科小妙方，
## 保孩子健康成长

孩子咳嗽不停，父母听着很揪心。孩子有点发热，
该不该去医院呢？孩子闹肚子，吃点什么可以治呢？
日常生活中，这样的问题举不胜举，虽是小病小痛，
却让孩子备受折磨，让父母备受煎熬。其实，
父母是孩子最好的医生，学会这些偏方妙法，
父母再也不用为小儿常见病痛发愁了，
在家也能为孩子保健康。

# 小儿咳嗽·试试鱼腥草芦根汤

　　今天，马先生带着4岁的儿子小山来看病，小山这几天老是咳嗽，痰很黄，小便也很黄，大便很干，还总说口渴。

　　我观察到小山的舌苔发黄，脉象轻浮而且快。就询问马先生孩子是否吃过什么，马先生说孩子前几天吃过猪头肉，好像有点不消化，不知和这个有没有关系。

　　我告诉马先生，咳嗽有很多类型，中医上认为风寒犯肺、风热犯肺、痰热蕴肺、肺阴虚证等原因都会导致咳嗽。另外，吸入刺激性气味、冷空气、呼吸道感染、剧烈运动也会导致咳嗽。根据马先生的描述和我的观察，我判断小山属于风热犯肺引起的咳嗽，因为肉食热量很高，小儿消化系统过于稚嫩，不能很好地消化吸收。

　　不过不用过于担心，可以通过祛痰、润肺和正气的方式来治疗。我给他们推荐了鱼腥草芦根汤，正好对症，马先生表示回去就试用。

## / 最 灵 偏 方 /

> ### 鱼腥草芦根汤
> 准备鱼腥草、芦根各20克，冰糖适量。将鱼腥草、芦根洗净，加入适量清水，煮至药汁剩一半，滤去药渣，加冰糖调味即可。
> ◎此方有清热解毒、降燥润肺等功效，可用于治疗小儿肺热咳嗽。

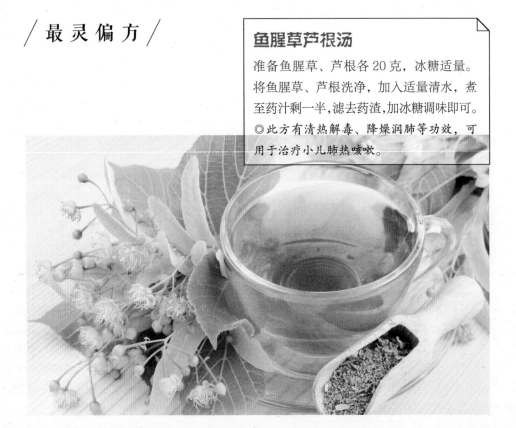

# / 更 多 偏 方 连 连 看 /

## ① 紫苏粥

紫苏 10 克，粳米 50 克，生姜 4 片，大枣 3 颗。将食材洗净，粳米加水煮粥，粥快熟时加入紫苏、生姜、大枣，搅匀待熟即可。

◎本方适用于小儿风寒咳嗽。

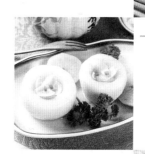

1

## ② 川贝蒸雪梨

梨 1 个，川贝 6 粒，百合、冰糖各适量。将梨洗净，中心掏空备用，将川贝和冰糖捣碎，和百合一起加入梨中，置于碗内蒸熟即可。

◎本方适用于风热咳嗽。

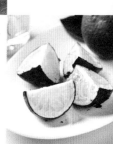

2

## ③ 烤橘子

橘子 2 个。将橘子洗净，稍晾干水分，放在小火上烤，并不断翻动，烤到橘皮发黑，并从橘子里冒出热气即可。待橘子稍凉一会儿，剥去橘皮，让孩子吃温热的橘瓣。

◎橘子性温，有止咳化痰的作用，可治疗痰滞经络引起的咳嗽。

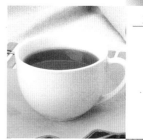

3

## ④ 鱼腥草石膏汤

鱼腥草 15 克，生石膏 30 克，杏仁 10 克。将材料用水煎服，每日 1 剂。

◎本方清热宣肺、化痰，适用于咳嗽痰多、发热、气喘的肺胃热盛型咳嗽。

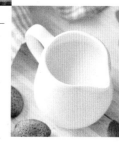

4

## ⑤ 杏仁饮

杏仁 10 克，苏梗、前胡各 15 克，半夏 5 克，生姜 3 片。将上述材料用水煎服，每日 1 剂，分 3 次服用。

◎本方适用于小儿各型咳嗽。

5

# 小儿发热 · 泡泡茶叶姜汤

这一天，夏大妈带着小孙子在小区运动场所玩。小孙子在滑梯上爬上爬下，不一会儿，就玩得满头大汗，还要脱去外衣。一阵风吹来，有些凉凉的。等到回家时，小孙子就嚷着想睡觉，夏大妈见孩子脸蛋红红的，一摸额头，有点发热，顿时紧张起来。

我拿出体温计帮孩子测了体温，看到上面显示的是 38.5℃，情况不是很严重。我拿出了一条新毛巾，打湿后拧干，敷在孩子的额头上。我告诉夏大妈，我有一个方子可以帮孩子退热，它就是茶叶姜汤泡澡，泡 1 ~ 2 次即可见效。茶叶有散热的功效，《本草纲目》说："茶苦而寒，阴中之阴，沉也，降也，最能降火。火为百病，火降则上清矣。然火有五次，有虚实。苦少壮胃健之人，心肺脾胃之火多盛，故与茶相宜。"即认为茶叶有清火去疾的功效。而姜有发汗解表、温胃止渴、解毒三大功效，还有提神醒脑的作用，可以发散风寒，多用于治疗发热生烫。这个方子就是利用了生姜驱寒散热的作用，来达到退热降热的效果。孩子先是玩出了一身汗，后被冷风吹了，风寒入侵到了体内，导致了发热，用茶叶姜汤泡澡，正好驱除他体内的寒气，能使体温降下来。

同时，我叮嘱夏大妈，小孩子抵抗力差，要多照看，不能受风、着凉，要根据天气变化增减衣物，多喝白开水。注意饮食均衡，加强营养。多参加户外运动，增强孩子的身体免疫力，提高抗病能力。

## / 最灵偏方 /

### 茶叶姜汤泡澡

准备茶叶 20 克，生姜 10 片。将备好的茶叶和姜片加水先用大火烧沸，再用小火熬 15 分钟，盛出部分姜汤倒入盆中冷却到 39℃左右用来泡澡，剩下的小火保温待用，待泡至水温降低时逐渐加入新的姜汤。

◎茶叶可清火去疾，生姜驱寒散热、提神醒脑，本方可驱寒退热，适用于发热等症状。

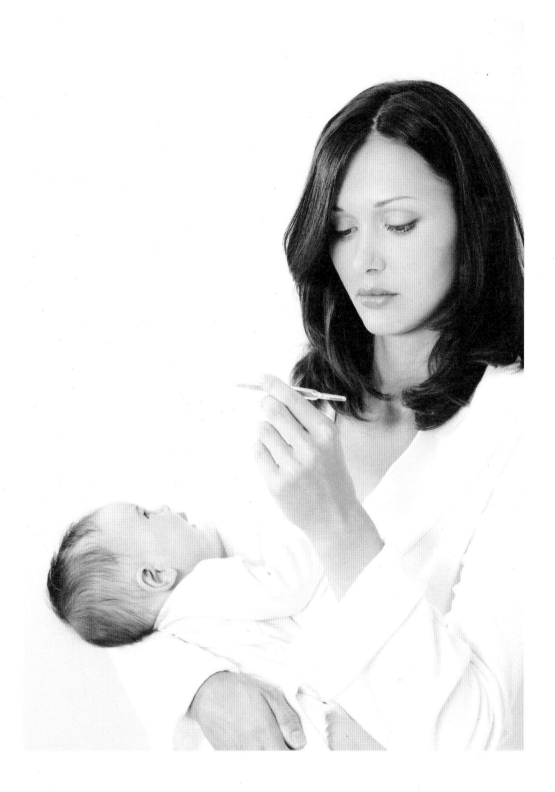

# /更多偏方连连看/

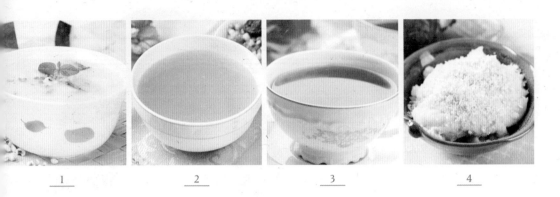

1    2    3    4

## ① 冬瓜薏米粥

冬瓜 150 克，薏米 100 克，冰糖适量。冬瓜去皮、去籽，切片。薏米煮熟后加入冬瓜煮 10 分钟，调入冰糖溶化，即可食用。

◎此粥适用于小儿夏季发热、暑热烦闷等。

## ② 山楂柴胡汤

焦山楂 15 克，谷芽、鸡内金、槟榔、黄芩、黄连各 6 克，白术 5 克，砂仁 3 克，柴胡、代赭石各 10 克。将上述药材用水煎服，每日 1 剂，分 3 次服。

◎此方可治疗小儿外感热病。

## ③ 茅根藿香汤

青黛 3 克，藿香、白茅根、白薇、地骨皮各 10 克。将上述药材用水煎服，每日 1 剂，分 2 次服用。

◎本方清热解毒，适用于小儿发热。

## ④ 麻黄苏叶散

麻黄、苏叶、葱白、白芷、生姜各适量。将麻黄、苏叶、白芷研成粉，葱白捣泥，生姜绞汁，共搅匀敷于脐部，每次 5 克，每日 1 次。

◎本方有辛温解表、解湿热毒等功效，用于治疗发热、咳嗽。

## 中医疗法小窍门

## 按摩特效穴 ｜ 合谷、曲池、风池

合谷穴可疏风解表、清泄肺气，对发热、头痛、目赤肿痛、咽喉肿痛等症有良好的效果。曲池穴可清邪热、调气血。风池穴有祛风解毒、通利官窍等作用。按摩以上穴位，可有效缓解发热、目赤、齿痛等症。

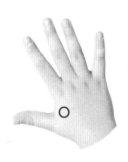

### 合谷穴

**➡ 定位**

位于手背第一、第二掌骨之间，约当第二掌骨之中点。

**➡ 按摩方法**

用拇指指腹点揉合谷穴 1 ~ 2 分钟，以有酸胀的感觉为宜。

### 曲池穴

**➡ 定位**

位于肘横纹外侧端，当尺泽与肱骨外上髁连线中点。

**➡ 按摩方法**

对掌搓热掌心，手掌成真空状，有节奏地拍打曲池穴 30 ~ 50 次。

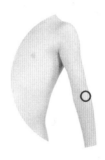

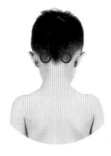

### 风池穴

**➡ 定位**

位于后颈部后头骨下，胸锁乳突肌与斜方肌上端间的凹陷处。

**➡ 按摩方法**

用拇指指腹稍用力点揉风池穴 1 ~ 2 分钟，以穴位局部有酸胀感为宜。

# 小儿腹泻·山药莲子糊可见效

小宝才八个月大，舒小姐听说孩子满半岁就可以加辅食，就给孩子加了好几种辅食，结果小宝吃完就开始拉肚子，还出现了呕吐的情况，这下可把舒小姐急坏了。

我发现小宝神疲倦怠，舌苔厚腻、脉滑，结合舒小姐所说的拉肚子等症状，判断小宝是伤食泄泻了。中医认为，小儿腹泻可分为风寒、湿热、脾虚、伤食四种，所以治疗也要从这四个方面进行辨证论治。伤食泄泻多见于婴儿，可由于过食或辅食增添不当引起，表现为大便酸臭，伴有未消化的食物、腹痛、不思饮食、舌苔厚腻、脉滑。

我给舒小姐推荐了山药莲子糊，从消食化滞、运脾止泻入手，用这个方子正好适合。另外，我叮嘱舒小姐，添加辅食是一个循序渐进的过程，要遵守从少到多的原则，提倡喂食易消化的食物，要避免同时添加几种食品，保证孩子有充足的水分吸收，保持孩子臀部的清洁等，这些都可避免孩子产生腹泻。

/ 最 灵 偏 方 /

## 山药莲子糊

准备山药、莲子各 25 克，大米 150 克，冰糖适量。将山药、莲子、大米、冰糖放入豆浆机中，注入适量清水，选择"米糊"选项，20 分钟后即成米糊。每日 1 次，温热服用。

◎此方有健脾补肺、固肾养精、安神益胃等功效，可用于治疗伤食腹泻。

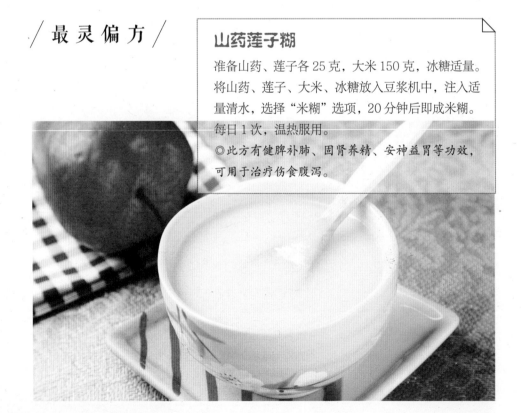

# /更多偏方连连看/

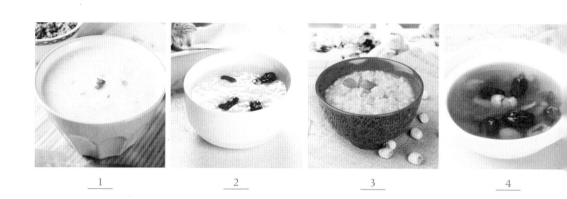

1      2      3      4

## ① 粳米粥

白粳米100克，葱末适量，盐少许。将粳米入锅炒焦，和葱末一起入砂锅中，加入适量清水，先大火煮开，再改小火熬煮成粥，加盐调味即可食用。

◎本方适用于脾虚泄泻、水泻或稀便日达数次且不思饮食者。

## ② 大枣栗子粥

大枣5颗，栗子120克，茯苓100克，大米80克，白糖适量。将大枣、栗子、茯苓、大米放进锅中加水共煮成粥，加白糖服食。

◎本方补益脾肾，用于脾胃虚弱所致的泄泻和脾肾阳虚所致的五更泻等症。

## ③ 荔枝大米粥

干荔枝、山药各15克，莲子10克，大米50克。将干荔枝、山药、莲子放进锅中加水煎汁，去渣取汁后，加入大米一起煮粥，待温即可服食。

◎本方适用于腹泻、便溏等症。

## ④ 陈皮大枣汤

干大枣12颗，陈皮10克。将干大枣洗净晾干，放在铁锅内炒成微焦，取陈皮洗净，将二味一起加水煎15分钟，饭后代茶饮，每日分2次服。

◎此汤用于脾胃虚弱、体倦乏力、食欲不振、大便溏稀等症，多用于治疗湿热型腹泻。

# 小儿遗尿·多食益智仁莲子粥益肾气

小童今年6岁了，晚上还经常会尿床，这让小童妈妈很担心。

一般情况下，孩子3～4岁就有控制排尿的能力，但5岁以后还经常尿床，那就有问题了，医学上叫"遗尿症"。遗尿的原因有很多，家族遗传、疾病、环境和睡眠太深都会导致尿床。另外，入睡前喝水过多和膀胱的控制力发育迟缓也是重要的原因。

我给小童检查了一下，发现他脸色发白、舌苔暗淡、脉沉无力、手脚也有点冰凉。小童妈妈说，小童遗尿次数不规律，多的时候，一个晚上可能遗尿两三次。结合这些情况，我判断小童的遗尿跟肾气不足有关。治疗遗尿应以温补肾阳、固涩下元为原则，我给他们推荐了益智仁莲子粥，正好对症。

另外，我还叮嘱小童妈妈，白天让孩子避免过度兴奋或剧烈运动，以防夜间睡眠过深。睡觉前不要喝水，在经常尿床的时间设置闹钟，以此来建立清醒状态下排尿的习惯。

/ 最 灵 偏 方 /

### 益智仁莲子粥

准备粳米100克，益智仁30，莲子30克，山药30克，盐少许。将以上材料洗净，后加入适量清水用大火煮沸，放入人参，改小火熬成粥，加盐调味，早晚空腹服食。

◎益智仁补肾缩尿止遗，莲子养心助眠，山药补肾健脾，可防治小儿肾虚引起的夜尿频多，梦中遗尿。

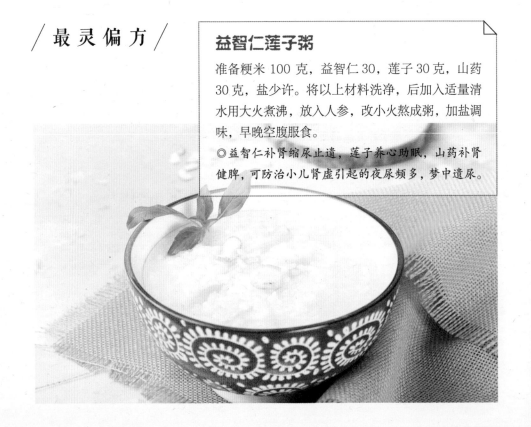

# / 更多偏方连连看 /

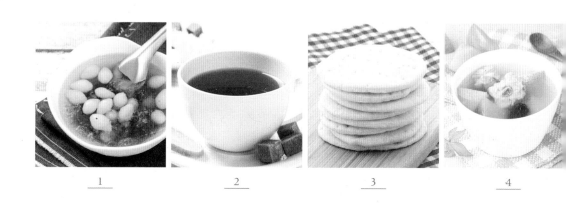

1　　　　　2　　　　　3　　　　　4

## ① 白果大枣汁

白果 30 粒，大枣 10 颗，白糖适量。将白果、大枣分别洗净，放入锅中，加入适量清水，浓煎取汁，加白糖调味服用。

◎本方对小儿遗尿有一定的疗效。

## ② 麻黄智仁汤

炙麻黄、五味子、山药、益智仁各 10 克。将药材洗净，先用适量清水浸泡 30 分钟，再煎煮 30 分钟，每剂煎 2 次，将 2 次煎出的药液混合。每日 1 剂，分 2 次温服。

◎本方适用于小儿遗尿。

## ③ 韭菜籽饼

韭菜籽 15 克，面粉适量。将韭菜籽研成细粉，和面粉和匀，做成饼蒸熟食用。

◎韭菜籽有补肾温阳、固精缩尿等功效，适用于肾气不足之小儿遗尿，以及遗精、尿频、带下清稀等症。

## ④ 智仁龙骨汤

桑螵蛸、西洋参、茯神、石菖蒲、远志、益智仁、龙骨各 10 克，当归、龟板各 8 克，山药 12 克，乌药 6 克，盐少许。将上述药材洗净，龙骨洗净入开水中余去血水及杂质。锅中注入适量清水，放入药材和龙骨煮汤，加盐食用，每日 1 剂，分 3 次服用。

◎本方适用于肾气不足所致的小儿遗尿。

# 小儿食积 · 茯苓栗子粥来帮忙

乐乐3岁了,这几天总是不爱吃饭,面色萎黄,整个人显得困倦无力,没想到今天早上,乐乐突然呕吐起来,拉的大便很是酸臭。

我给乐乐做了检查,发现他舌苔发白、厚腻,脉象细弱,综合乐乐妈的描述,孩子是出现食积了。小儿食积是由于喂养不当、暴饮暴食、过多喂给生冷油腻的食物,损伤到了脾胃,使脾胃运化功能失职、停滞不化、胃气不降,反而上逆从而引起食物积滞、出现呕吐的一种病症,临床表现为乳食内积和脾胃虚弱。

食积的治疗,除内服药外,还可试试调理肠胃的食疗方,我给乐乐妈推荐了茯苓栗子粥。另外,我叮嘱乐乐妈,帮孩子养成健康的饮食习惯,饮食宜定时定量,食物应选择易于消化和富于营养的为佳,不要过食煎炒和肥腻的不消化食物。出现消化不良时,推拿及外治疗法也很有效,可以给孩子做腹部按摩。

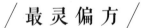

/ 最 灵 偏 方 /

## 茯苓栗子粥

准备茯苓15克,栗子25克,大枣10颗,粳米100克,白糖适量。将栗子、大枣、粳米加入适量清水煮,煮至半熟时加入研成末的茯苓搅匀,煮至栗子熟透,加糖即可。
◎此方适用于脾胃虚、食少、便溏腹泻等症。

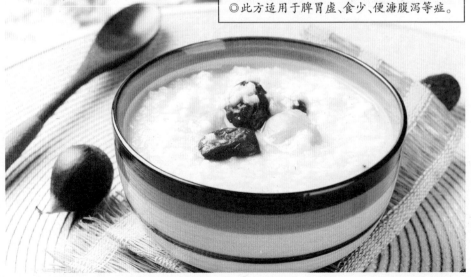

# /更多偏方连连看/

## ① 栗子膏

栗子 10 个，白糖 25 克。将栗子去皮，锅中注入适量清水，放入栗子煮至熟透，盛出碾成糊膏，调入白糖拌匀，每日食用 2 次。

◎本方适用于小儿食积。

## ② 牛肚粥

牛肚 250 克，大米 70 克，盐少许。用盐将牛肚搓洗净，切小丁。锅中注入适量清水烧开，放入牛肚丁、大米一同煮粥，粥熟即可食用。

◎本方适用于小儿食积、食欲不振。

## ③ 苹果汤

苹果 2 个，盐少许。将苹果洗净，连皮切碎，加入 300 毫升水、少许盐共煮，煮好后取汤代茶饮。1 岁以内小儿可以加糖后再饮，1 岁以上小儿可吃苹果泥。每次 30 克，每日 3 次。

◎本方对小儿食积有一定的食疗功效。

## ④ 车前子散

车前子适量。将车前子炒焦研碎口服，每次 3 克，每日 3 次。

◎车前子有清热利尿、渗湿止泻、祛痰等作用，可用于治疗小便不通及小儿食积。

## ⑤ 白术大枣饼

白术、鸡内金各 30 克，干姜 10 克，大枣 250 克。将鸡内金和白术焙干熟研成末，干姜研成末合并枣肉捣泥，与药末和匀做成小饼，在炭火上炙干食用，每日 4 克，每日 2 次。

◎此方有健脾和胃、益气消食等功效。

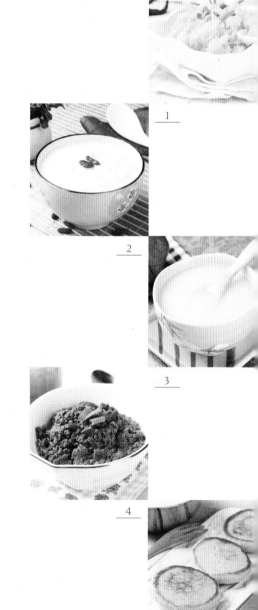

1

2

3

4

5

# 小儿厌食 · 山楂麦芽粥增食欲

　　灵灵今年5岁，妈妈反映，自从春节过后，灵灵就不爱吃饭了，连喜欢的零食也不吃，大便又干又少，头发变稀了，营养跟不上，越长越像豆芽菜了，真让人发愁。

　　我看到灵灵一副精神疲惫、全身无力的模样，又闻到她嘴里有一股浓浓的臭味，还发现她舌质淡、舌苔白、脉象细弱，是脾胃虚弱的表现，结合灵灵妈的描述，判断孩子是得了厌食症了。

　　我告诉灵灵妈，孩子厌食的原因有很多，疾病、食物过敏、缺锌、气候、运动、睡眠等原因都会导致厌食，而更多时候是父母喂养不当。春节食油腻太多，没有给孩子补充新鲜蔬菜，油腻积在胃中，所以造成了灵灵的厌食。

　　我给灵灵妈推荐了山楂麦芽粥，消食开胃效果佳。另外，我叮嘱灵灵妈要帮助孩子养成良好的饮食习惯，定时进食，不偏食、挑食，荤素搭配，少吃肥腻、油炸、生冷的食物。

## / 最灵偏方 /

### 山楂麦芽粥

准备生山楂、炒麦芽各8克，粳米50克，盐少许。将山楂、炒麦芽加水煎汁，再把粳米加入煎出来的汁中煮粥，加盐调味食用，日服2次。

◎山楂是健脾开胃、消食化滞的良药，炒麦芽有行气消食、健脾开胃等功效，此粥可健脾开胃、行气消食，适用于小儿厌食。

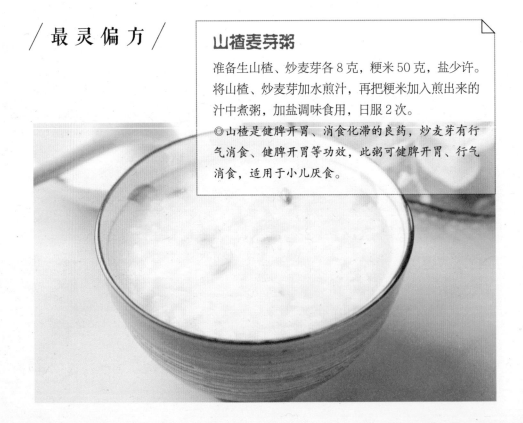

# / 更 多 偏 方 连 连 看 /

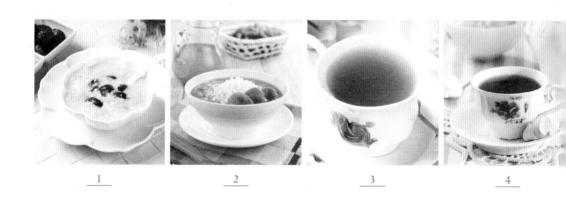

_____1_____　　_____2_____　　_____3_____　　_____4_____

## ① 大枣小米粥

大枣10颗,小米50克,盐少许。将小米、大枣分别洗净。锅中注入适量清水烧开,放入小米、大枣,一同熬成粥,加盐即可食用。

◎此粥适用于小儿脾虚、厌食。

## ② 南瓜粥

大米500克,南瓜100克,盐、食用油各适量。将大米淘净,加水煮至七八成熟时,滤出。南瓜去皮洗净,切块,加油、盐炒过后,将大米倒于南瓜上,慢火蒸熟即可。

◎此粥适用于小儿厌食。

## ③ 麦芽神曲汤

炒麦芽、焦山楂、炒神曲各10克,鸡内金5克,莱菔子6克。将以上几味药材分别用清水稍微冲洗一下,洗去杂质,不宜清洗太过,放入熬药的药罐中,加入适量清水,以盖住药材为度,大火煎沸,转小火慢煎20分钟,煎三沸即可,每日1剂。

◎本方消食导滞,适用于喂养不当、饮食失调引起的小儿厌食。

## ④ 茯苓薏米汤

藿香、苍术、佩兰各5克,蒲公英、茵陈各6克,茯苓、薏米各10克。将上述药材洗净,加水煎服,每日1剂,分3次服用。

◎本方有健脾利湿的作用,对小儿厌食有效。

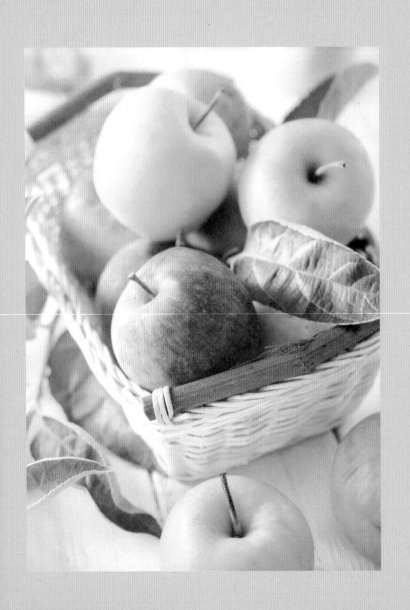

CHAPTER **08**

# 日常生活方，
## 不忘处处帮你忙

生活是多姿多彩的，出现的状况和尴尬
是生活的小插曲，体现了生活本身的魅力，
但是也要解决，否则会给生活带来麻烦，
如掉发、脱发、上火、失眠等总是不期而至，
且病情反复不易痊愈，令人苦恼不已。
谨记这些妙方，定能帮全家摆脱烦恼，
助大家开心地面对生活，在生活中更加得心应手。

# 掉发脱发·盐水黑豆可固发

　　蔡女士的头发又黑又粗，发质很好，但是最近她发现头发掉得厉害，有个地方还有露出头皮的迹象，如果继续掉就糟了。

　　脱发的原因有很多，除了先天性脱发，还有内分泌异常、营养不良、感染、疾病、激素失调、精神压力过大等都会引起脱发。蔡女士说最近工作很忙，压力大，休息不好，不知和这个有没有关系。

　　我给蔡女士把了脉，发现她肝肾两虚、气血不足，这会使得血液循环出现疲软，无力将营养物质输送到人体直立的最高处"头顶"，头上毛囊得不到滋养，渐渐萎缩，就会引起脱发。同时，精神压力过大会导致身体内部发生紊乱，营养不良和睡眠不足等原因也会导致肝肾亏损，进而抑制了头发的生长。

　　综合蔡女士的情况，我给她推荐了盐水煮黑豆，对治疗她这种类型的脱发效果显著。

## ╱ 最灵偏方 ╱

### 盐水黑豆

准备黑豆500克，盐5克。将黑豆、盐放入水中，煮熟食用，每次服用50克，1天2次，1周为1个疗程。

◎黑豆可驻颜、明目、乌发、使皮肤白嫩，有防止脱发白发的功能，本方对油风脱发、脂溢性脱发、产后脱发、病期脱发均有较好的疗效。

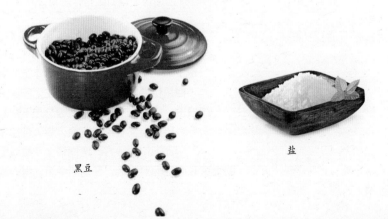

黑豆

盐

# / 更 多 偏 方 连 连 看 /

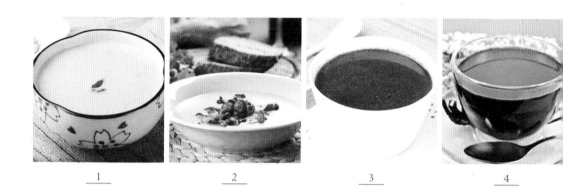

1  2  3  4

## ① 核桃芝麻糊

核桃仁、芝麻各 50 克，白糖适量。将食材煮成糊，加白糖调味食用。

◎核桃补肾气，芝麻乌发防脱，合用对肾气亏虚引起的脱发有一定的疗效。

## ② 蘑菇首乌汤

鲜蘑菇、黄瓜各 100 克，何首乌 10 克，鸡汤适量，盐少许。鸡汤烧开，加入何首乌煮 10 分钟，捞出药渣，放入鲜蘑菇、黄瓜片，煮汤，加盐调味即可食用。

◎此方可生发、乌发，对脂溢性脱发有一定的食疗效果。

## ③ 芝麻当归煎剂

黑芝麻 30 克，当归、熟地、生地、制首乌、旱莲草各 20 克，侧柏叶 15 克。先将药材用冷水泡 1 个小时，然后用大火煮开后，改小火煎 30 分钟即可，饭后服用，每日 2 ~ 3 次，每剂药可煎服 3 次。

◎此方可滋阴、补肾、生发，治脱发。

## ④ 何首乌女贞子方

何首乌、女贞子、旱莲草、生地、泽泻、桑葚、山药各 20 克，菟丝子、党参、茯苓各 15 克，骨碎补、当归各 10 克，甘草 5 克，白糖适量。将药材水煎取液，加适量白糖搅匀即可，每次服 200 毫升，每日 2 次。

◎此方可补肝肾、生发乌发。

# 肥胖 · 蜂蜜苹果汁轻松瘦身

一般女生生气的时候，最爱做的事就是大吃特吃，吃能解千愁，能让第二天醒来把一切不愉快都抛在脑后。

贝贝就是这样一个姑娘，恋爱一年的男朋友和她分手了，伤心之余，她决定不能对不起自己，跑到美食街大吃一通，吃到肚子都装不下，然后她突然好像发现了吃的乐趣似的，每天都把自己吃得装不下，就这样过了几个月，她的体重一下重了30斤。现在面临减肥的难题，但她又下不了决心减食减肥，她觉得中医应该有方法让自己瘦下来。

我告诉贝贝，她长胖就是饮食过量、运动过少导致的，想减肥的话，还是得控制饮食，减少食量，多参加运动。对减肥最有效的运动就是有氧运动，尤其是消耗能量较多的运动，例如慢跑、爬山、快步走、球类运动、游泳等，如果实在没时间出去运动可以在家做俯卧撑和仰卧起坐，减肥效果也很可观，并且运动最重要的是要持之以恒。

另外，我还给她推荐一个辅助减肥的方子：蜂蜜苹果汁，佐餐食用，1天2次，坚持1个月，此款果汁味道清爽，对瘦身消脂还有不错的效果。

我让贝贝回去乖乖按照以上方法做，定有意想不到的结果，贝贝点点头，也相信自己一定能回到以前的苗条模样。

## / 最灵偏方 /

### 蜂蜜苹果汁

准备苹果100克，蜂蜜适量。将洗净的苹果去皮、去籽，切成块，放入榨汁机中，加入适量清水，榨取苹果汁，加入蜂蜜调匀，即可饮用。

◎苹果可以帮助人体有效减少摄入的热量，排出体内废气，净化血液，从而达到瘦身减肥的目的。蜂蜜有调理肠胃、助消化等功效。此款果汁可起到瘦身、健胃消食等作用。

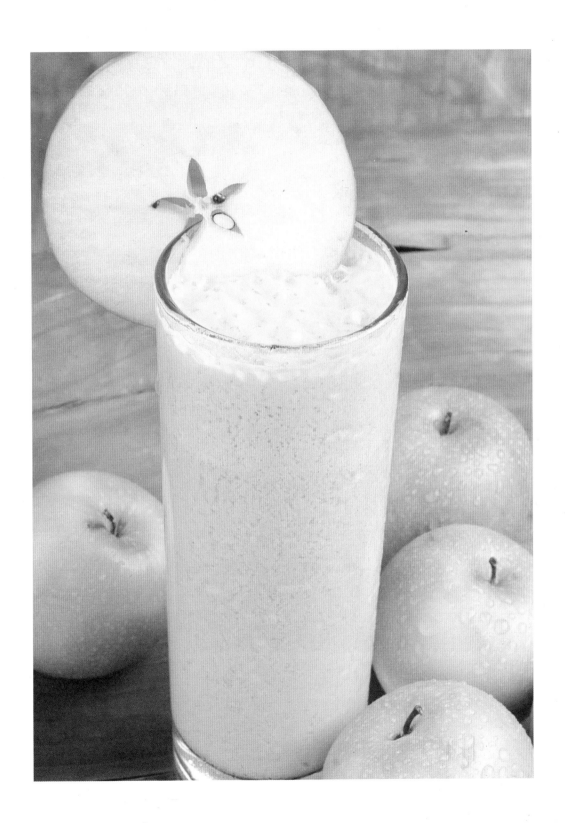

# 更多偏方连连看

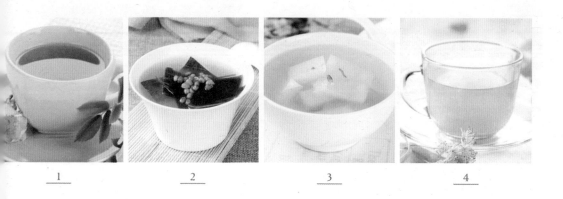

1              2              3              4

## ① 草本瘦身茶

玫瑰花、决明子、山楂、陈皮、甘草、薄荷、泽泻各适量。将以上材料洗净，用沸水冲泡 15 分钟即可饮用。

◎常饮此茶能起到排毒瘦身的效果。

## ② 昆布草决明汤

海带 10 克，决明子 15 克，绿豆 30 克，冬瓜 50 克，盐少许。将海带洗净切块，冬瓜切片。将四种材料加水煎，加盐调匀，吃海带饮汤。

◎本方可祛脂降压，适用于高血压、冠心病及肥胖者减肥食用。

## ③ 冬瓜汤

冬瓜 250 克，盐少许。将冬瓜洗净切块，锅中注入适量清水烧开，放入冬瓜块，煮至软烂，加少许盐调味，即可食用。

◎本方能利水消肿、减肥轻身，对肥胖者有效。

## ④ 泽泻荷叶方

蒲黄、大黄、姜黄、白芥子、苏子、莱菔子、黄柏、肉桂、枸杞各 10 克，生山楂、昆布、海藻、泽泻、制苍术各 20 克，荷叶 30 克。将上述材料洗净，入锅中加入适量清水，煎取汁水，每日 1 剂，分 3 次服用。

◎本方有减肥降脂的作用，可治疗肥胖。

## 中医疗法小窍门

## 拔罐特效穴 ｜ 肺俞、胃俞、三焦俞

肺俞穴有解表宣肺、清热理气等作用。胃俞穴祛湿消积，可治疗脾胃虚弱、脘腹胀痛、翻胃吐食、饮食不下等症。三焦俞穴调三焦、利水湿，对胃炎、胃痉挛、消化不良、肠炎等消化系统疾病有疗效。拔罐以上穴位，可调理脾胃，有效缓解饮食过多导致的肥胖。

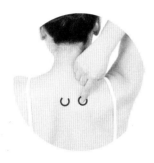

### 肺俞穴

➡ **定位**

位于背部，第 3 胸椎棘突下，旁开 1.5 寸。

➡ **拔罐方法**

点燃棉球，伸入罐内旋转 1 圈后抽出，将火罐扣在肺俞穴上，留罐 10 分钟。

### 胃俞穴

➡ **定位**

位于背部，第 12 胸椎棘突下，旁开 1.5 寸。

➡ **拔罐方法**

点燃棉球，伸入罐内旋转 1 圈后抽出，将火罐扣在胃俞穴上，留罐 10 分钟。

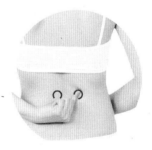

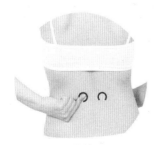

### 三焦俞穴

➡ **定位**

位于腰部，第 1 腰椎棘突下，旁开 1.5 寸。

➡ **拔罐方法**

点燃棉球，伸入罐内旋转 1 圈后抽出，将火罐扣在三焦俞穴上，留罐 10 分钟。

# 醉酒·苦参汤提神醒酒快

小陈在一家外贸公司做销售，常常要和客户谈订单、签合同，这就免不了要经常陪客户吃饭、喝酒、唱歌应酬，每次吃饭都免不了喝酒，小陈的酒量一天天练出来了，越喝越多，但是身体状况却也越来越差，脸色蜡黄，精神也萎靡不振。

小陈向我询问有没有解酒的良方。我告诉他，苦参汤效果不错，在喝酒前后饮用就可以了。但是喝酒伤身，还是建议他尽量少喝酒。

小陈听后喜滋滋地回去了。几个月后，他向我反映，说喝了这味苦参汤之后，喝酒时感觉轻松多了，第二天醒来，头也不痛了，真是个好方子啊。我告诉他，酸奶中的乳酸可以中和酒精，有不错的醒酒效果，还可以喝酸奶解酒。注意不能空腹喝酒，空腹喝酒既容易醉，又很伤胃。喝酒的过程中还要多吃菜，荤素搭配。平时注意休息，加强锻炼，增强身体素质。

## 最灵偏方

### 苦参汤

准备苦参10克。将苦参加入适量清水煎汤，于饮酒前后饮服。

◎本方有清热燥湿、杀虫利尿、祛风泻火等作用，适用于醉酒、酒后口渴、头晕头痛等症。

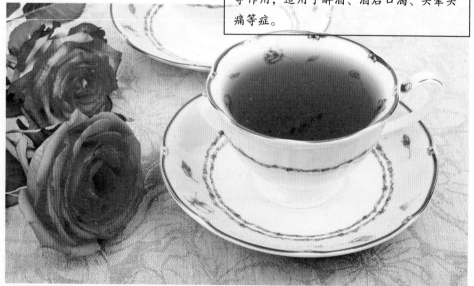

# 更多偏方连连看

## ① 芹菜汁

芹菜 100 克。将芹菜洗净切块，放入榨汁机中，注入适量清水，启动"榨汁"功能，榨约 1 分钟成芹菜汁，倒入杯中即可饮用。

◎此方可去醉酒后头痛、脑涨和颜面潮红。

## ② 马蹄汁

马蹄 10 只。将马蹄洗净去皮，捣成泥状。取一干净纱布，将马蹄泥包裹住，压榨出汁，稍微晾一下，即可饮用。

◎马蹄味甘、微寒，有清热化痰、生津开胃、消食醒酒等作用。

## ③ 茅根茶

白茅根 15 克。将白茅根洗净，去掉小须，切段。锅中注入适量清水烧开，放入白茅根，煎至药性全部析出，取汁饮用。

◎此方可清热利尿，能解酒。

## ④ 豆蔻良姜汤

高良姜、青皮各 12 克，草豆蔻 15 克，茯苓、人参各 30 克。将上述材料洗净，加入适量清水煎浓汤，取汁服用。

◎此方可以理气除胀、降逆止呕、解酒，适用于饮酒过度、呕逆不止、心腹胀满。

## ⑤ 橘皮汤

橘皮适量，盐 1.5 克。将橘皮洗净，放在火上焙干后研成细末，加入食盐，加适量的水煮汤服用。

◎此方可消膈气、化痰涎、和脾止嗽，对醉酒后呕吐恶心有效。

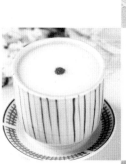

1

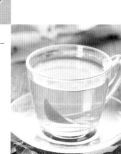

2

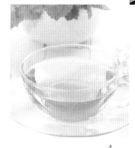

3

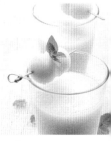

4

5

# 上火 · 荷叶粳米粥还你好胃口

　　小月是南方人，平时饮食清淡，很少吃辣。这次部门聚餐去吃火锅，本来想不去的，又担心影响不好。麻辣鲜香的火锅确实诱人，小月只挑了一些素菜吃，可也辣得直呼气。

　　没想到第二天，小月就上火了。喉咙和牙齿很痛，呼出来的气都感觉是热的，鼻子觉得干，还出现了便秘。从中医理论看，上火是人体阴阳平衡失调的结果。临床常见的上火类型有五种：心火、肺火、胃火、肝火、肾火。根据小月的症状，可以推测是心火和肝火为主，表现为牙龈肿痛、口腔溃疡、口臭、失眠、眼干。

　　我给小月推荐了下火偏方：荷叶粳米粥，火锅中的大量油脂容易引起上火，这道偏方正好对症。

　　另外，我还叮嘱小月，饮食上要多吃富含维生素的蔬菜水果，多喝水，少吃辛辣煎炸食品，吃火锅的话可以少吃辣，可选择鸳鸯锅吃不辣的那边。

## / 最灵偏方 /

**荷叶粳米粥**

准备粳米100克，荷叶30克，冰糖20克。将粳米洗净后浸泡半小时，用大火煮沸，将洗净的荷叶浸入粥内和盖在粥面上，小火再熬15分钟后去掉荷叶，加冰糖调味即可。

◎本方可清热去火，适用于上火症状。

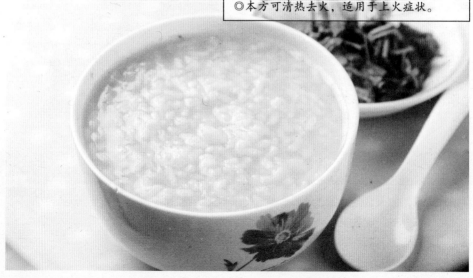

# /更多偏方连连看/

### ① 清炒苦菜

苦瓜 100 克，蒜末少许，盐、食用油各适量。将苦瓜洗净，切片，入开水锅中焯一下水，捞出。用油起锅，爆香蒜末，加盐调味，将调好的料盛出浇在苦瓜上，拌匀摆盘即可。

◎苦瓜性寒味苦，有清热解毒、去火等功效。

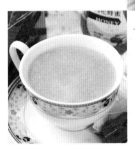

1

### ② 蜂蜜柚子茶

柚子肉 2 瓣，蜂蜜适量。将柚子肉入榨汁机中，启动"榨汁"功能，榨约半分钟即成，将柚子汁倒入杯中，加入蜂蜜调匀即可饮用。

◎此方可清热降火、嫩肤养颜、润肺清肠。

2

### ③ 石膏绿豆粥

石膏 30 克，绿豆 60 克，粳米 80 克，盐少许。将石膏先用水煎煮，去渣取汁。将煮好的石膏汁加入绿豆、粳米中煮粥，加盐调味。

◎此方可以清热解毒、去火。

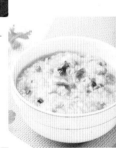

3

### ④ 莲子汤

莲子 30 克，栀子 15 克，党参 10 克，冰糖适量。将莲子、栀子、党参、冰糖入锅，加入适量清水煎煮成汤，即可食用。

◎此方可补脾养肾、清热解毒、去心火，有利于缓解牙龈肿痛、口臭、便秘等上火症状。

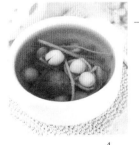

4

### ⑤ 菊花茶

菊花 30 克。将菊花洗净，放入杯中，用开水冲服，可长期使用。

◎菊花有消肿止痛、疏风平肝等功效，此方适用于上火、肠胃失调等症。

5

# 失眠·酸枣仁助你一夜好眠

　　胡小姐在一家策划公司做文案，最近给客户写的一个方案没有通过，她感到压力很大，连续几个晚上加班到很晚。等到要睡觉时，她发现睡不着了，中间醒了几次，早上又很早醒来。白天还容易打瞌睡，精神不振，总是忘东忘西，脾气也变得烦躁起来。

　　我建议胡小姐放轻松点，不要有太大的压力。此外，还可通过有助于睡眠的食疗方进行调养，我给她推荐了酸枣仁养心方，对促进睡眠大有裨益。此方对于胡小姐这类压力大的失眠患者来说，可改善精神状态、解除心理压力。

　　另外，我还叮嘱胡小姐要劳逸结合，不要经常熬夜，睡前不要喝咖啡、浓茶，以及吸烟等，可以喝些牛奶、淡淡的绿茶，可经常食用大枣、薏米等补气血的食材做的粥或者糖水。睡前可用微烫的热水泡泡脚，可促进血液循环，改善睡眠质量。卧室光线要柔和，睡眠时可带上眼罩遮光。保持心情放松，有助于轻松进入睡眠。

## ／ 最 灵 偏 方 ／

### 酸枣仁养心方

准备酸枣仁15克。将酸枣仁用小火炒至外皮鼓起并呈微黄色，取出，放凉，研成细末，用开水冲服，空腹食用，连服3～5天。

◎酸枣仁能滋养心肝、安神敛汗，此方能养心安神，适用于失眠者。

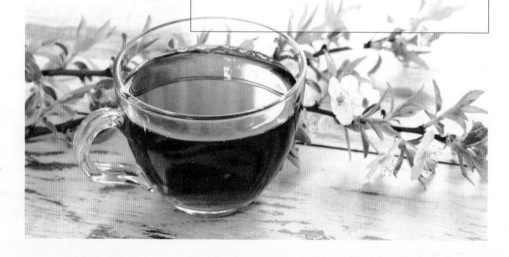

# /更多偏方连连看/

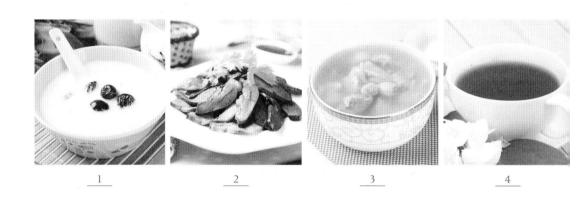

1  2  3  4

## ① 牛奶饮

牛奶适量，大枣5颗。将牛奶和洗净的大枣放进锅中，煮沸，趁热服用，每晚睡前顿服，可连续使用。

◎本方可补虚损、益肺胃，用于失眠。

## ② 柏子猪心

猪心1个，柏子仁适量。将猪心洗净，纳入适量柏子仁，放入锅内加水熬煮熟，把柏子仁去掉，猪心切片，即可食用。

◎本方适用于心血虚所致的心悸、失眠。

## ③ 莲子百合煨猪肉

猪肉100克，莲子50克，百合20克，葱、姜各少许，盐适量。将猪肉洗净切成小块，与莲子、百合一同放入锅内，加入适量清水，再加入葱、姜，烧开后用小火煨炖1小时，加盐调味即成。

◎本方补益心脾，可用于心脾不足所致的心悸、失眠者。

## ④ 灵芝远志茶

灵芝10克，炙远志5克。将药材洗净切成薄片，放入茶杯中，沸水冲泡，加盖闷30分钟，可冲泡多次，代茶频饮。

◎此方可以益气养血、宁心安神。

# 疲劳 · 人参糯米粥来治疗

小钟是一名上班族，平时上班长时间坐在办公室，对着电脑打字，加班加点是家常便饭。时间长了，他经常感到很疲劳，早上醒来全身无力，浑身骨头要散架似的。晚上比白天精神，睡眠质量很差。

从中医的角度来说，疲劳多为元气耗伤之虚证与心理变化双重因素所致，涉及五脏六腑，主要以脾、肝、肾为主，可以通过中医偏方调治。治疗上不仅要补虚扶正，也应祛疲安神。

小钟的诊因是，工作繁重，导致用脑过多，思虑过度，伤到脾；工作压力大，心神不宁，睡眠不足，又伤到了肝肾。要调养需从这两个方面入手，可以先试试人参糯米粥，补益元气、抗疲劳效果极佳。另外，要做到的是劳逸结合，养成良好的饮食起居习惯和生活习惯，吃高蛋白食物和蔬菜水果可帮助恢复体力，适当的锻炼和有氧运动有助于缓解疲劳等。

## ╱ 最 灵 偏 方 ╱

### 人参糯米粥

准备人参5克，山药、糯米各50克，红糖适量。将人参、山药、糯米一起煮粥，煮熟后放糖即可，每天1次，7天为1个疗程。

◎人参可大补元气、补脾益肺，山药补虚安神，糯米温补脾胃，此方有助于补益元气、抗疲劳、养心。

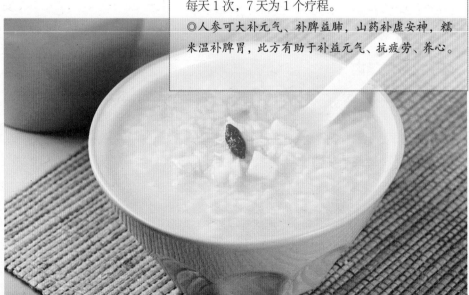

# /更 多 偏 方 连 连 看/

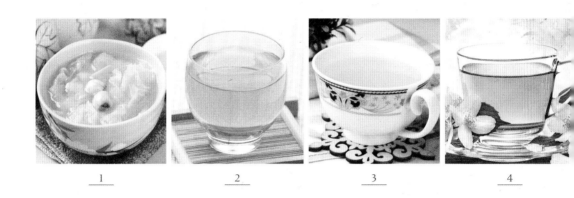

| 1 | 2 | 3 | 4 |

## ① 鲜莲银耳汤

莲子15克，银耳10克，鸡汤150毫升，料酒、盐、味精、白糖各适量。将莲子去心、泡发，银耳泡发。将银耳加入鸡汤，放入莲子，加入料酒、盐、味精、白糖调味，入蒸锅蒸1小时取出食用。

◎此方可以补脾安神，适合健康人消除疲劳。

## ② 花生叶汤

鲜花生叶适量。将鲜花生叶洗净，煎水取汁，睡前服。

◎此方有补养心脾、镇静安神等功效，对缓解疲劳有效。

## ③ 人参汤

人参5克，橘皮10克，白糖30克。将人参洗净切段，橘皮洗净切丝。锅中注入适量清水烧开，放入人参、橘皮，加水煎汁，加入白糖调匀饮用。

◎本方适用于脾气虚弱所致倦怠疲劳者。

## ④ 人参黄芪茶

人参、黄芪各3克，茉莉花10克，绿茶适量。将上述材料洗净，加入适量清水煎汁，不拘时间，代茶频饮。

◎本方适用于气短乏力、病后亏虚、神疲倦怠者。

# 晕车晕船·生姜疗法有奇效

丹丹是山西人，在湖北上大学。每次同学兴高采烈地回家过寒暑假时，丹丹都望而却步。原来从学校到家里要坐一天一夜的火车，丹丹有晕车的毛病，在车上什么东西都不能吃，胃非常难受。

从医学上说，像丹丹这类晕车，还有晕船和晕机等统称为晕动病，这个病虽不属疑难杂症，但症状令人非常难受，如恶心、面色苍白、出冷汗、眩晕、精神抑郁、唾液分泌增多、呕吐等，症状一般在停止运行或减速后数十分钟和几小时内可消失或减轻。有的人经多次发病后，症状反可减轻，甚至不发生。

在日常生活中，有很多种方法可以缓解晕车症状，如使用生姜法，对眩晕、呕吐等晕车症状效果非常不错。另外，注意一些细节可以避免晕车。乘坐车船前一天要睡好，乘车船前不要吃得太多，尽量坐在通风好的地方，要向远处看等。

## / 最灵偏方 /

### 生姜法

准备新鲜姜片适量。将鲜姜片拿在手里，随时放在鼻孔下面闻，或者将姜片含在嘴里，让姜片的辛辣味散发到口鼻中。

◎生姜有发汗解表、温中止呕等功效，可缓解眩晕、呕吐等晕车症状。

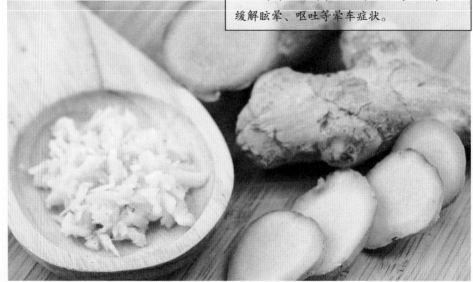

# /更多偏方连连看/

### ① 食醋水

乘车前喝一杯加醋和盐的温开水，醋不用放多，途中不会晕车。

◎带有些许酸味的食醋水可清爽提神，能起到缓解晕车的作用。

### ② 柠檬橄榄水

柠檬3片，橄榄2个。将柠檬洗净切片，橄榄洗净，将两者放入杯中，加入适量开水，泡1~2分钟，饮汁即可。

◎此方可防晕船晕车。

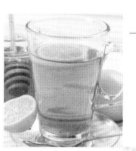

### ③ 橘皮法

可以准备新鲜的橘皮，把橘皮表面朝外，向内对折，然后对准两鼻孔用两手指挤压，皮中便会喷射带芳香味的油雾，可吸入鼻内10余次，乘车途中也照此法随时吸闻。

◎此方可有效缓解晕车。

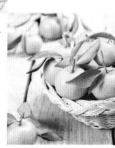

### ④ 风油精

乘车途中，将风油精搽于太阳穴或风池穴，揉按片刻。亦可滴两滴风油精于肚脐眼处，并用伤湿止痛膏敷盖。

◎此方可缓解晕车不适。

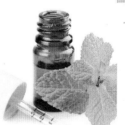

### ⑤ 丁香姜糖

白砂糖50克，生姜末30克，丁香粉5克。将白砂糖放进砂锅内，用小火熬化，加入生姜末和丁香粉，拌匀，稍冷后即可食用。

◎生姜可散寒、止呕、开痰，此方对患有感冒或容易晕车的人，可以起到很好的缓解作用。

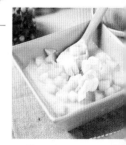

# 抑郁 · 茉莉莲心茶舒心又安神

　　小香长相甜美，性格活泼，很讨人喜欢，可自从她谈了一个男朋友分手后，就变得郁郁寡欢，不爱与人交谈，也很少出门。母亲黄女士非常焦虑，四处替女儿求医。

　　小香看上去二十来岁，身材高挑，可看上去神情冷漠、目光呆滞。我告诉黄女士，小香现在已经出现抑郁症的征兆了，这类人一般表现为沉默寡言，不愿与人交往，无心做任何事。不过也不要太过紧张，只要多花点时间陪伴，做心理疏导，并结合一道安神的方子，情况便会好转。这道方子是茉莉莲心茶，可治抑郁。

　　我还嘱咐黄女士回家后，多和女儿交流谈心，还可以找她的同学、朋友帮忙。坚持一段时间后，细心留意女儿的变化，看她的抑郁症是否有所好转。抑郁症是一种隐形杀手，患者一定要正确认识自己的病情，尝试着与身边的人接触和交往，不要自己独来独往。当心情烦躁、想发脾气、情感受挫时，可以与朋友一起参加文体活动，与家人一起到户外散心，或者干脆给自己放个长假。在遇到打击、不如意时，及早寻求帮助，不要自己扛。

　　家长也应密切关注孩子在成长过程中的变化，多与孩子沟通，一旦发现孩子出现情绪危机，应尽快找到解决办法。此外，还应为孩子营造良好的家庭环境和生活环境，研究表明，家庭不和睦的生活环境会给孩子的心理埋下隐患，容易造成他们成年后缺乏安全感，出现人际关系障碍，产生自卑、抑郁情绪等。

## / 最灵偏方 /

### 茉莉莲心茶

准备茉莉花 10 克，莲心 2 克，蜂蜜适量。将茉莉花、莲心冲洗干净，放入杯内，用开水闷泡 10 分钟，加入蜂蜜即可。每日饮用 2 ~ 3 次。

◎茉莉花芳香解郁，莲心清心安神，对轻度抑郁，终日郁郁寡欢、失眠多梦、五心烦热的患者有较好的调理作用。

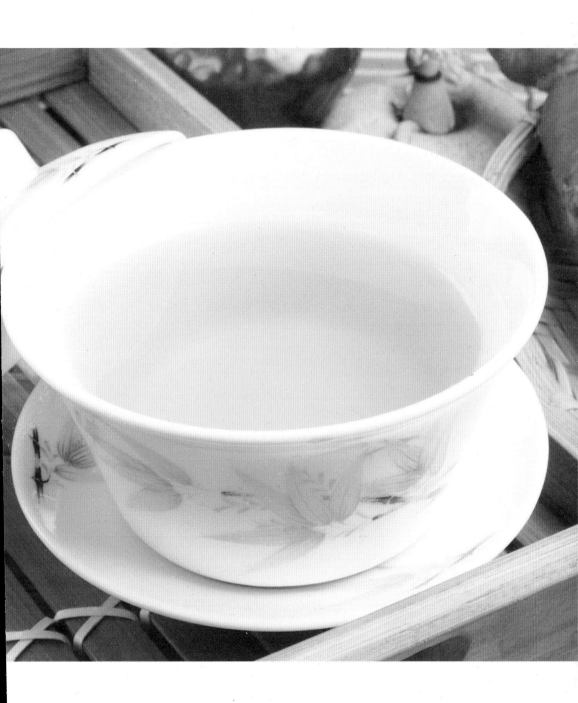

# /更多偏方连连看/

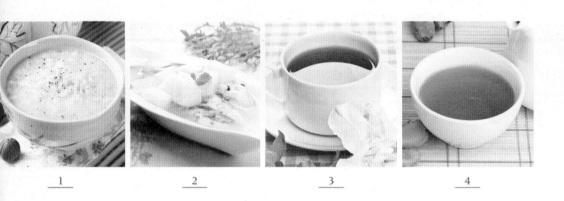

1    2    3    4

## ① 浮小麦酸枣粥

浮小麦30克，酸枣仁15克，粳米150克，盐适量。将所有食材洗净，加入适量清水一同入锅煮粥，粥熟时加入盐调味即可。

◎此方有养心安神的作用，可治疗失眠、抑郁等症。

## ② 天麻鳙鱼汤

天麻5克，鳙鱼肉50克，葱、姜各少许，盐、味精、料酒、食用油各适量。将备好的天麻、鳙鱼肉入锅，加入适量清水，加入葱、姜，用大火煮开后改小火熬煮，待汁液黏稠时加入盐、味精、料酒、食用油调味，即可食用。

◎鳙鱼是抗抑郁的好食物，天麻有潜阳平肝的作用，一起食用缓解抑郁症的功效加倍。

## ③ 当归白术汤

当归、白术、茯苓、甘草、白芍、柴胡各6克，栀子、牡丹皮各3克。将上述药材洗净，加水煎汁服用。

◎此方能清肝泻火、顺气解郁。

## ④ 法半夏厚朴饮

法半夏、厚朴各10克，茯苓、生姜各15克，紫苏叶6克。将上述药材洗净，加水煎煮，取汁服用，每天1剂。

◎此方能利气化痰、宽中解郁，适用于抑郁症。